図解

眠れなくなるほど面白い

ストレスの話

精神科医・
ゆうメンタルクリニック総院長

ゆうき ゆう 監修

Yu Yuki

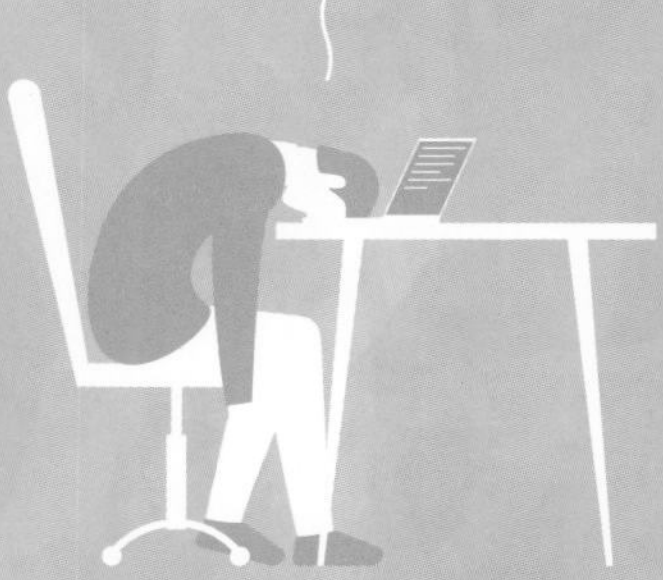

日本文芸社

はじめに

この本を手に取っていただいたあなた。

ストレス、たまっていますね？

心も身体もお疲れですよね。

職場や学校、家庭など日常のそこかしこに潜んでいるさまざまな「ストレス」の原因。さらに昨今は新型コロナウイルス感染症という未曽有の出来事に、世界中の人が疲弊し、ストレスを感じていることと思います。実際にメンタルの不調を訴え、私のクリニックを訪れる患者さんも増えました。

さて、このストレスという言葉、何気なく口にしている人が多いと思います。ですが、ストレスとは一体何であるかをきちんと説明できる人は少ないのではないでしょうか？

本書ではストレスの正体やその特性、心体への影響や関わりなどはもちろん、ストレスをためないテクニックから軽減する工夫、上手にコントロールする方法までを図解を交えてわかりやすく紹介しています。ぜひこの機会にストレスについて理解を深めていただけたら幸いです。

私が本書を通して一番伝えたいのは、「ストレスははたして悪なのか」ということです。

ストレスは、発散したい、逃れたいものであって、受けたい、ためておきたいという人はいないでしょう。世間一般的にも「ストレスは体に悪い」という考えが浸透していると思いますが、まずはその考えを、第１章の「いいストレスと悪いストレスの見分け方」で１８０度変えてください。

ストレスフリーの環境で生きることは不可能に近いでしょう。ですが、たとえ強いストレスを感じていたとしても、ネガティブな方向に向かうのではなく、ポジティブな考え方にシフトチェンジすることで人生が変わるかもしれません。

この本がストレスとうまくつき合うきっかけとなることを願います。

精神科医
ゆうき ゆう

目次

第2章 原因不明の体調不良はストレスのせい？

第3章 つらい人間関係のストレスを解消する

第4章 男女で違うストレスの感じ方

第5章 ストレスに負けない生活習慣

第1章

いいストレスと悪いストレスの見分け方

ストレスとは何か？

日常のなかで受けた刺激に対する心身のゆがみ

私たちは普段何気なく「ストレス」という言葉を口にしますが、そもそもストレスとは何なのでしょうか。ストレスは本来、「圧力による物体のゆがみ」を意味する工学用語です。これを人間の心身にも応用し、日常のなかで起こる出来事から受ける刺激＝圧力を「ストレッサー」、ストレッサーに対する心や身体の反応＝ゆがみを「ストレス反応」、そしてこの一連のメカニズムを「ストレス」と呼んでいるのです。

ストレッサーには主に次のようなものがあります。大切な人との別れや失業、人間関係のトラブルや職場環境の変化など、日常の出来事から受ける刺激を「生活環境ストレッサー」。大きな災害や事故、事件など、自身の生命が脅かされる危機的状況や、家族の死といった極めて衝撃的な体験による刺激を「外傷性ストレッサー」。そして、困難な状況に対応しようとすることで生じる悩みや、「悪いことが起こるかもしれない」という否定的な予測などを「心理的ストレッサー」といいます。

これらストレッサーに出合うと、私たちはまずそれが自ら対処できる出来事かどうかを判断します（認知的評価）。そして、自分の対処能力を超える脅威であると感じたときに、心身のゆがみ＝ストレス反応が表れるのです。ストレス反応は不安や緊張、気分の落ち込み、動悸《どうき》、頭痛、腹痛、怒りの爆発や拒食などのかたちで表れます。

ストレスが起きるメカニズム

ストレッサー

ストレッサーとは、ストレスの原因となる日常生活でのさまざまな出来事から受ける刺激のこと。

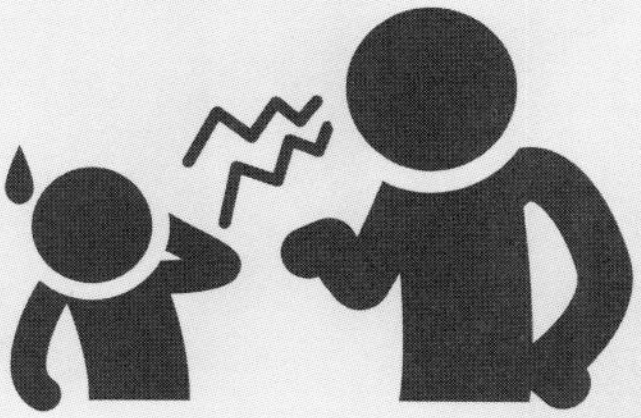

例

生活環境ストレッサー
生活環境から受ける刺激。大切な人や物との離別・喪失、家族や職場、友人との人間関係のトラブル、環境の変化など。

外傷性ストレッサー
自然災害、戦争やテロなど社会的不安、事件・事故など、生命や存在に影響を及ぼすような強い衝撃をもたらす出来事。

心理的ストレッサー
現実に遭遇していない出来事であっても、「〜するかもしれない」「〜したらどうしよう」という否定的な予測など。

認知的評価／対処能力

認知的評価とは、ストレッサーがどの程度の脅威か認知（判断）する心の働きのこと。「自分の対処能力を超えた脅威」と感じると、ストレス反応と呼ばれる症状や行動が生じる。

認知を変えることで
ストレス反応が変わる

ストレス反応

長時間ストレッサーの刺激を受けたり、強いストレッサーを受けたりしたときに生じる生体反応のことで、心理的・行動的・身体的反応として表れる。

例

心理的反応
不安、イライラ、恐怖、緊張、怒り、
孤独感、無気力などの感情。
集中困難、思考力低下、短期記憶喪失、
判断力・決定力の低下などの障害。

行動的反応
怒りの爆発、けんかなどの攻撃的な行動、泣く、引きこもり、拒食・過食、チック、ストレス場面からの回避行動など。

身体的反応
動悸、異常な発熱、頭痛、腹痛、疲労感、食欲の減退、嘔吐、下痢、睡眠障害など全身にわたる症状。

参照元：文部科学省「CLARINET へようこそ」

ストレスに強い人と弱い人の差

ストレス耐性は遺伝、性格、環境で決まる

ストレス反応は、ストレッサーという危険から自分自身を守るために起こる自然な生体反応です。しかし、例えば大災害のように**多くの人が同じストレッサーに直面した場合でも、すべての人に同じストレス反応が表れるわけではありません。**反応の表れ方は人それぞれ。激しい反応を示す人もいれば、穏やかな反応を示す人もいます。その反応の表れ方が激しい人ほどストレスに弱く、穏やかな人ほどストレスに強い人といえるのです。

なぜストレスに弱い人と強い人がいるのでしょうか。まずは前述のとおり、ストレッサーに対する認知的評価の違いがあります。**出来事を脅威として捉える人はストレスに弱く、逆に自分を成長させるチャンスと捉える人はストレスに強いといえます。**

さらに、遺伝や性格、環境の影響もあります。家族がうつ病を経験している人は、遺伝的にストレスに弱い傾向にあります。性格としては真面目な人、完璧主義な人、一人で抱え込んでしまう人はストレスに弱いようです。相談できる相手が少ない環境にある人は、他の人の意見や反応を得られないため客観的になれず、追い詰められやすいといえます。

また、仕事を強制されている人と、自由裁量で仕事をしている人とではストレスの度合いも大きく異なります。

ストレスに強い人、弱い人

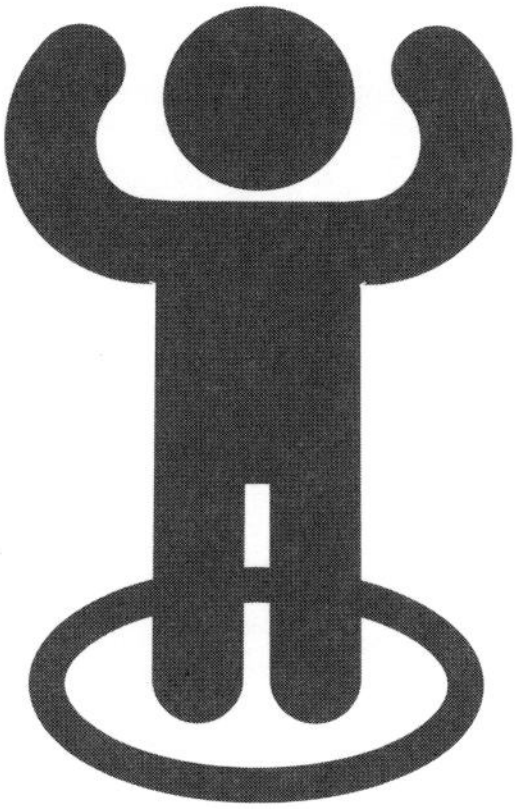

強い人

特徴

- 出来事をチャンスと捉える
- 完璧を求めすぎない
- 自分の意思を主張できる
- 「自分の裁量で仕事をしている」と捉えている

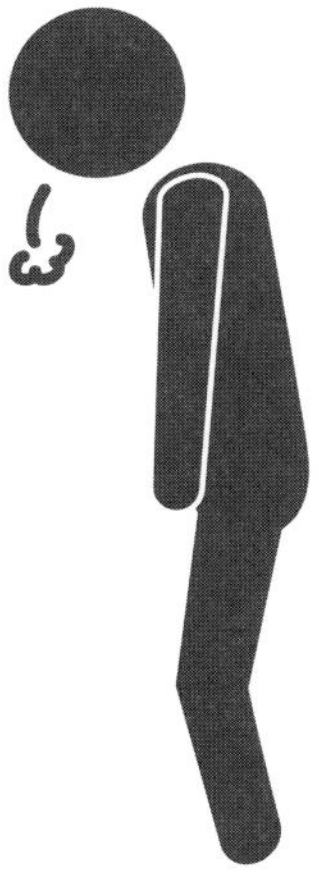

弱い人

特徴

- 出来事を脅威と捉える
- 真面目で完璧主義
- プライドが高い
- 自己主張が苦手
- 「仕事をさせられている」と感じている

ストレス＝悪は誤解だった！

ストレスが病気を引き起こすわけではない

ストレスは一見、私たちにとって悪いものであるように見えます。事実、人によって異なるとはいえ、ストレスはさまざまな不調や異常を引き起こします。「悪いもの」「取り除くべきもの」として扱われるのもやむを得ません。しかし、**ストレスが人間の心身に１００％悪いものであるというのは、実は大きな誤解**。人間にとってむしろ良いものであるとも考えられているのです。

それではなぜストレスが悪者扱いされるようになったのでしょう。理由は生理学者のハンス・セリエが行ったひとつの実験にあります。セリエはラットを暑さや寒さ、騒音などの過酷な環境にさらしたり、過度に運動させたりといった実験を行いました。強い苦痛を受け続けた結果、ラットは病気になり死んでしまったのです。セリエはこの結果を人間にもあてはめました。体の大きさが異なる人間とラットとでは、ストレッサーから受ける刺激の強さも異なるはずです。ところがセリエは、「ストレスにさらされれば人間もラットと同じように病気になる可能性がある」と発表してしまったのです。後に研究が重ねられ、ストレスと人間の関係について詳しいことが明らかになってきました。これを受けセリエは「**人間にとってストレスは必ずしも悪ではない**」と訂正をしています。しかし当初の誤解は解かれず、「ストレス＝悪」という認識がいまだ根強く定着しているのです。

「ストレス=悪」と誤解させたラットの実験

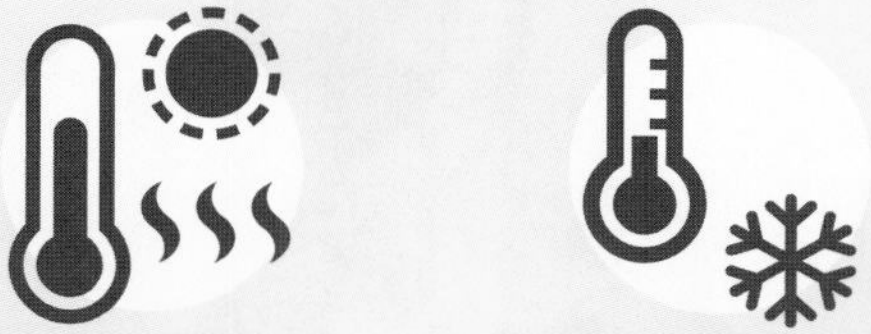

極度の暑さ　　極度の寒さ

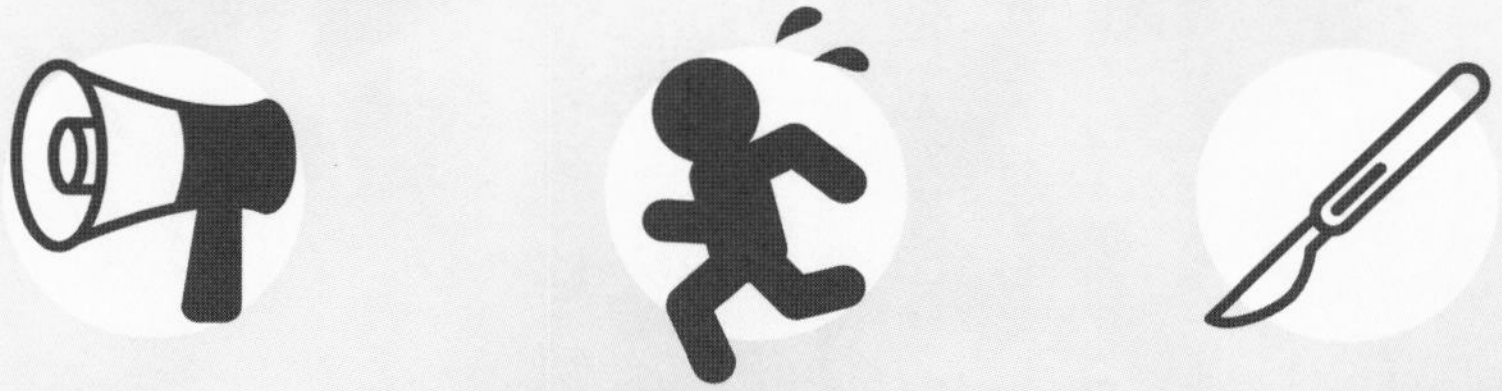

騒音　　休みなしの運動　　脊髄を切る

生理学者セリエはラットを過酷な環境に置く実験を行った。

↓

すべてのラットが病気になって死んでしまった。

↓

セリエは苦痛を与える行為を「ストレス」と呼び、
「人間にとってもストレスは悪い」と発表した。

↑ しかし最終的には訂正

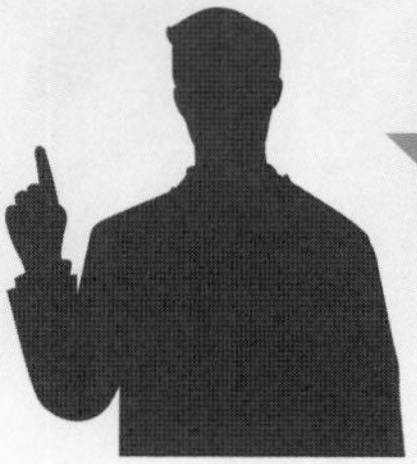

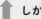

人間の心のストレスは
必ずしも悪いものではなく、
うまく利用すれば役に立つ

ストレスの考え方によって死亡リスクは変化する

「ストレスは悪」と考える人は健康リスク大

「ストレスは悪ではない」ことを裏づける調査結果が１９９８年にアメリカで報告されています。ストレスに対する考え方と死亡リスクの関係を調べたところ、スタンフォード大学の研究では、「強度のストレスがある」と答えた人の死亡リスクは43%も高くなっていることがわかりました。そして興味深いことに、「強度のストレスがある」と答えながら、「ストレスは体にとって必ずしも悪いものではない」と答えた人の死亡リスクは低くなっていることがわかったのです。心理学者のアリア・クラムによる調査でも、「ストレスは良いもの」と考える人は、そうでない人に比べて人生の満足度が高い傾向にあると報告されました。さらに２０１４年のハーバード公衆衛生大学院の研究では、企業のＣＥＯや副社長など社会的成功者の51%が、「ストレスは良いもの」と考えていることが明らかになったのです。

　これらの調査結果が示しているのは、考え方の違いによって、その人がストレスから受ける影響も変わるということ。否定的に考える人の方がストレスの悪影響を受けやすく、病気や死亡のリスクが高い一方、肯定的に捉える人はストレスの悪影響を受けにくく、心や身体の病気にも強いといえるのです。悪いのはストレスそのものではありません。「ストレスは悪いもの」という考え方こそが、私たちの健康リスクを高めているのです。

ストレスをどう考えているかわかるテスト

1 ストレスがあると健康面に…
- Ⓐ 悪い作用がある
- Ⓑ いい作用がある

2 ストレスがあると仕事や勉強は…
- Ⓐ 能率が下がる
- Ⓑ 能率が上がる

3 ストレスがあると成長に…
- Ⓐ 悪い
- Ⓑ かえって良い効果がある

4 ストレスは…
- Ⓐ できる限り避けるべき…
- Ⓑ 良い方向に利用すべき…

Aが多いほどストレスは悪いもの、
Bが多いほどストレスは良いものと考えている

考え方によって死亡リスクが変化

強度のストレスがある人

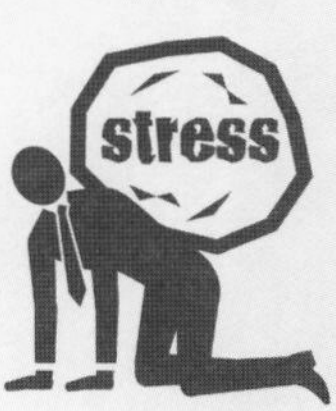

死亡リスク
43% UP

でも

長生き

ストレスは体に
悪くないと思っている人

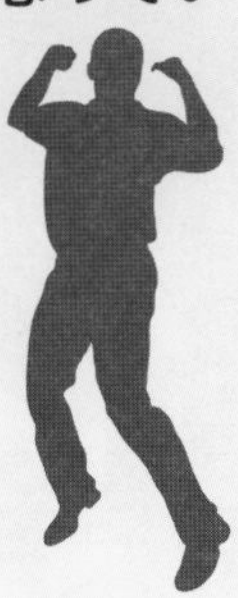

強いストレスがあっても「ストレスは体に悪くない」と思っている人は死亡リスクが低い！

ストレスを力に変えるコツ

緊張や不安を否定しないことが良い結果に

勝敗を左右する重要な局面にも冷静に臨み、きっちりとチャンスをものにする一流アスリートたち。常に結果を求められる彼らはストレスとどう向き合っているのでしょうか。

ニューオリンズ大学では初心者とベテランそれぞれのダイバーについて、スカイダイビング中の心拍数を調べました。初心者の心拍数の方が高く出るという予想に反し、実際にはベテランダイバーの心拍数の方が高く、より緊張していることがわかったのです。さらにベテランダイバーはただ緊張するだけでなく、興奮や喜びの感情も大きくなっていました。また、ハーバードビジネススクールのアリソン・ウッド・ブルックス教授はスピーチの参加者を2つのグループに分け、一方には「自分は緊張していない。落ち着いている」、もう一方には「自分は緊張しているがワクワクしている」と考えるよう指導しました。すると前者よりも後者のグループの方が、自信を持って説得力の高いスピーチを行うことができたのです。他にも、「不安や緊張は失敗ではなく、成功につながる」と思うだけで、試験の成績が高くなったというロチェスター大学の研究も報告されています。

プロのアスリートがここぞという場面で結果を出せるのは、緊張している自分を認め、緊張によって自分を奮い立たせているから。ストレスをおそれずに楽しむことが大切なのです。

プロと初心者の本番直前の違い

プロ

心拍数 UP

↓

興奮や喜びも UP

心拍数が上がると同時に、興奮や喜びの度合いも上がっている。

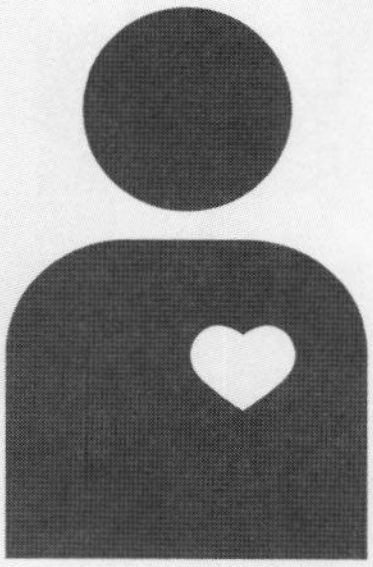

初心者

心拍数変わらず

↓

興奮や喜びも変わらず

プロの心拍数の上昇に比べると変化はなく、興奮や喜びの度合いも変わらない。

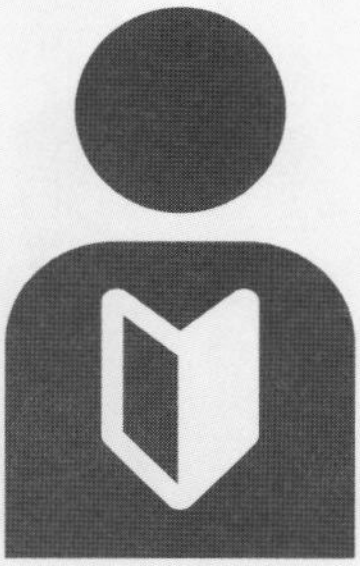

緊張する場面では言葉を言い換える

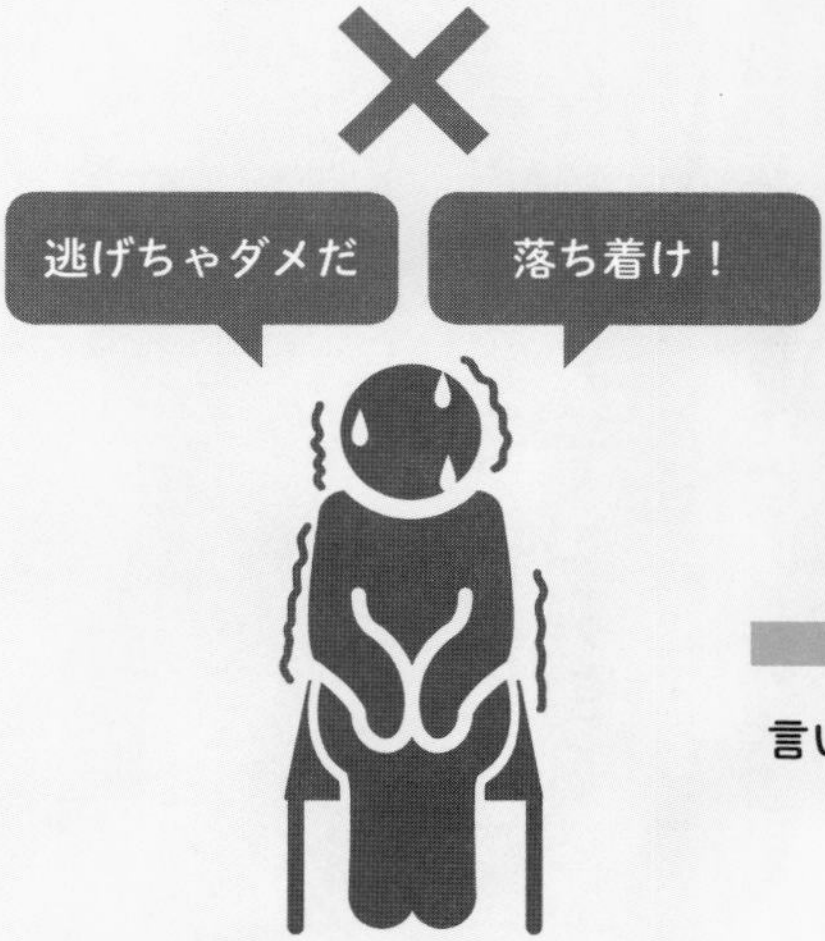

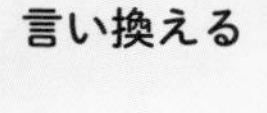

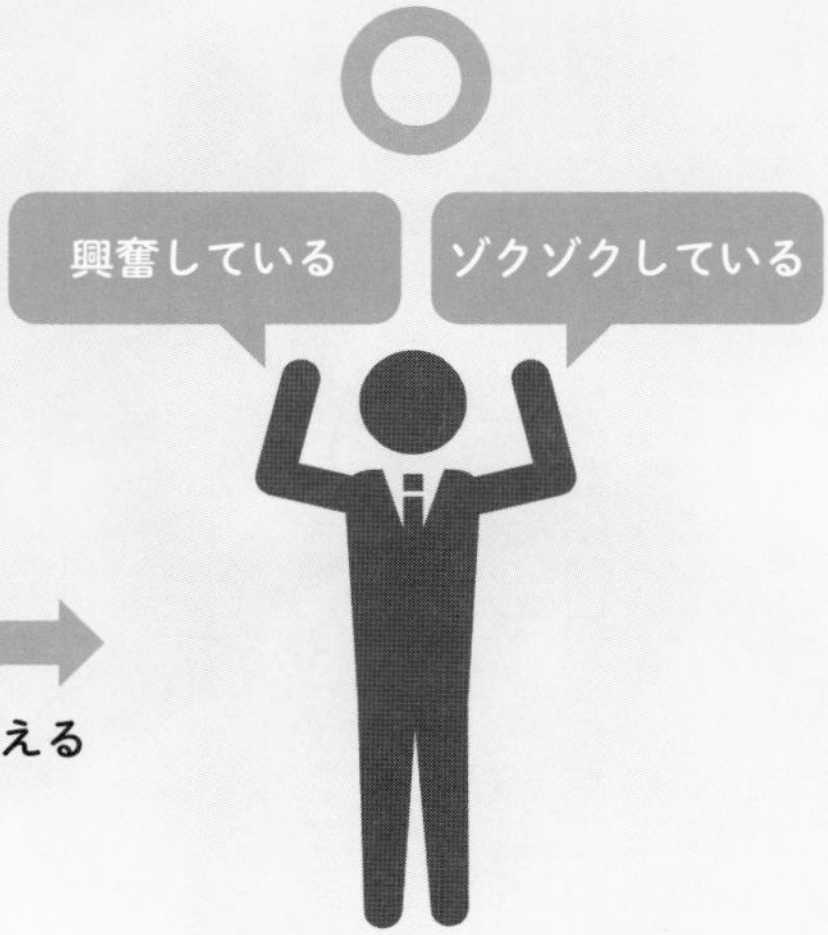

緊張しているときはその気持ちを否定するのではなく、「緊張している」と受け入れることが大切。

「緊張している」という言葉を「興奮している」「ゾクゾクしている」「ワクワクしている」と言い換えると、気持ちが前向きになる。

健康や暮らしを脅かすストレスには要注意

実害は何のプラスにもなり得ない

ストレスを味方につけるには「ストレスは良いもの」と考えることが大切です。しかし、自分の身の回りで起こる困難のすべてが良いストレスになるとは限りません。なぜならストレスと「実害」とは全く別物だから。**ストレスは受け入れても、実害からは身を守らなければならないのです。**

肉体的、経済的、社会的にダメージを被ることはすべて実害です。ブラック企業を例にとってみましょう。残業や休日出勤続きで休息もまともにとれなければ、病気という肉体的ダメージを受けてしまいます。最低限の暮らしもままならないような低賃金では経済的ダメージに、またそれが原因で家賃の支払いや借金の返済が滞ってしまえば、自分自身の社会的ダメージへとつながります。これらの実害はどんなに前向きに捉えてもプラスへと転換することはできません。実害を回避してダメージを最小限にとどめるしかないのです。

一方で**心へのダメージは、「この経験はプラスになる」と考えることで悪いものから良いものへと変えられます。**ブラック企業の実害からは一刻も早く逃れる必要がありますが、そこで受けたストレスは、新しい道を切り拓く原動力となります。

ストレスを感じたとき、まずはそこに実害があるかどうかをきちんと見極めてください。そして、実害のないストレスであれば積極的に受けて、心のエネルギーとして役立てましょう。

実害が伴うストレスはNG

ストレス……心のダメージ

実害……肉体的・経済的・社会的なダメージ

ストレスと実害は別。実害は最小限になるよう行動すべき。

例:ブラック企業

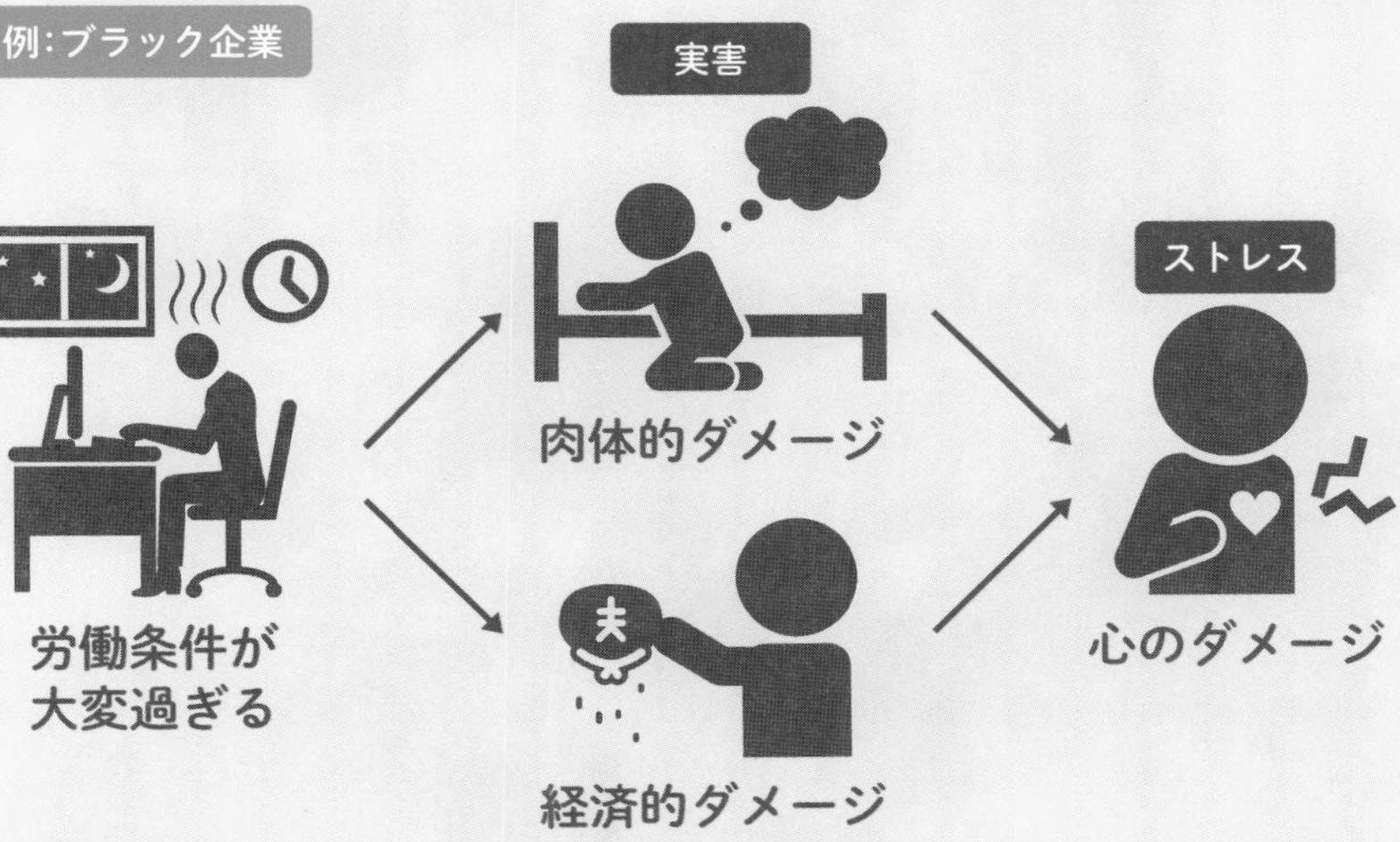
実害
ストレス
労働条件が大変過ぎる
肉体的ダメージ
経済的ダメージ
心のダメージ

ストレスが長期的に続くときは要注意

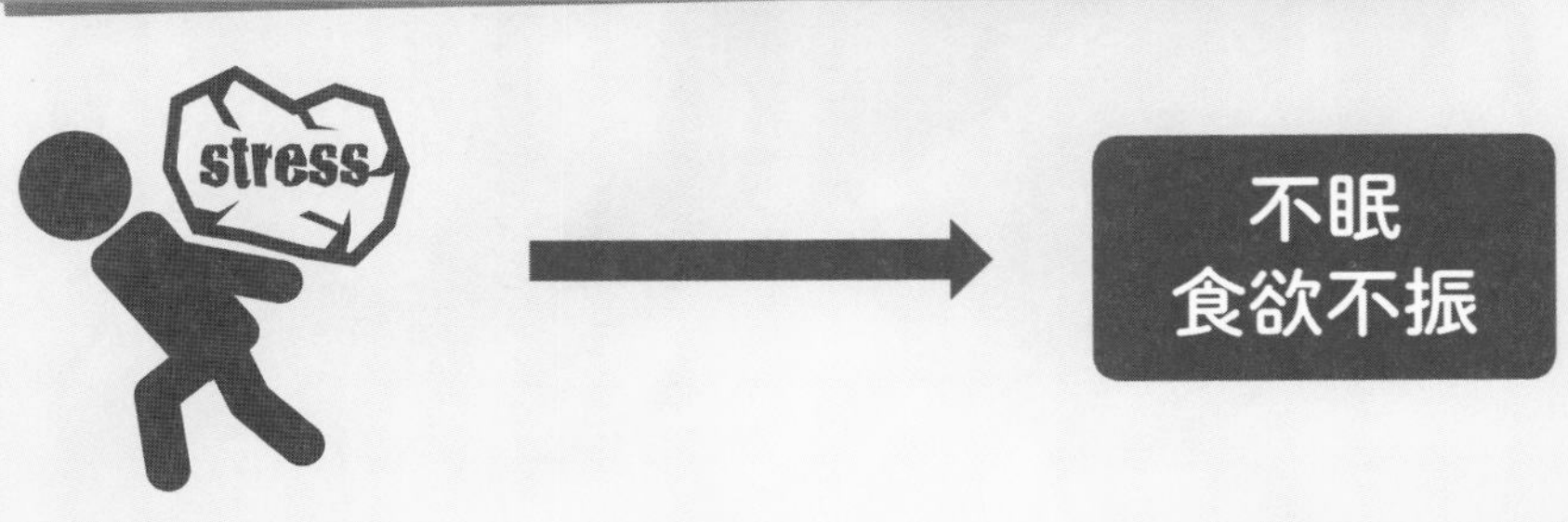
stress
不眠
食欲不振

つらいことは気合では乗り切れない

気合を入れるとつらい気持ちはむしろ強まる

　ストレスを前向きに受け止めることは大切ですが、つらいことを気合だけで乗り切ろうとすると、嫌だと思っていることがますます嫌になってしまうことがあるのです。これを心理学では**「生理的覚醒による優勢反応の強化」といいます。**具体的には朝、「仕事に行きたくない」と思いながら自分の頬をパンパンと叩いて「がんばろう！」と気合を入れます（＝生理的覚醒）。すると、「がんばろう！」という気持ちとは裏腹に、より強く思っている「仕事に行きたくない」という気持ちの方が上回ってしまうのです（＝優勢反応の強化）。この心理傾向は月曜日に特に目立ちます。自殺は月曜に多く発生しますし、心療内科の初診患者も月曜に多くなります。休み明けの月曜はどうしても仕事や学校に行くのが億劫《おっくう》になるもの。そこで真面目な人ほど気合を入れてがんばろうとするわけですが、かえってストレスが強まって心のバランスを崩してしまうと考えられるのです。

　つらくても**「気合が足りない」「気の持ちようだ」と考えるのはＮＧ。そんなときにこそ意識してほしいのが「とりあえず」というキーワードです。**「とりあえず家を出よう」「とりあえず会社の近くまで行ってみよう」など、自分に課す課題のレベルを思いきって下げてみましょう。スモールステップでひとつずつクリアすることが心をラクにし、つらさを乗り切る自信にもつながります。

ストレスは気合でなんとかしない

洗い物
しなきゃ

↓

でも
面倒くさい…

「したくない」が優勢

気合いを入れると、「面倒くさい」が強まる。

キャンプに
行きたい

↓

でも仕事が
ある…

「行きたい」が優勢

気合を入れると、「行きたい」が強まる。

**気合を入れると強いほうの
気持ちが強まる！**

キーワードは「とりあえず」

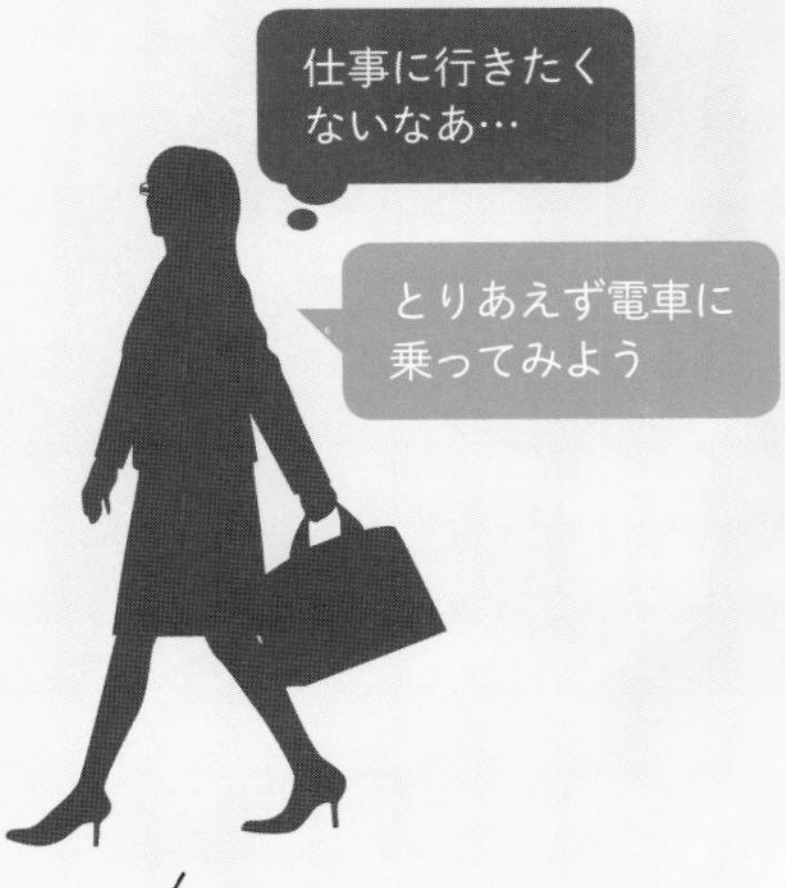
仕事に行きたく
ないなあ…
とりあえず電車に
乗ってみよう

他にも

「学校に行きたくない…。
とりあえず出かけてみる」

「仕事が面倒くさい…。
とりあえずPCを立ち上げてみる」

「勉強したくない…。
とりあえずテキストを開いてみる」

とりあえずできることから始めてみる

ストレスを受けると体にはポジティブな反応も

「チャレンジ反応」と「思いやり反応」

「ストレスは良いもの」というのは、単に感覚的な話ではありません。人間がストレスを受けたときに示すある反応がそれを証明しています。

1915年、ハーバード大学の生理学者ウォルター・B・キャノンは、ネコにストレスを与えると「闘う」または「逃げる」という反応を示すことを発表しました。以来、人間もネコと同様にストレスがかかると「闘争・逃走反応」を示すと考えられてきました。ところが実際には人間はそれとは全く異なる2つの反応を示していたのです。

1つ目が「挑戦（チャレンジ）反応」です。**人間はストレスを受けるとそれをバネに挑戦しようという気持ちが湧き起こります。強いストレスを受けたときこそ大きな「リバウンド効果」が得られ**ると、アメリカのデーヴィス博士も提唱しています。2つ目が「思いやり反応」です。好きな人と愛し合うときや女性が赤ちゃんに授乳をするとき、「オキシトシン」というホルモンが分泌されます。**別名「幸せホルモン」とも呼ばれるオキシトシンには、「人とつながり合いたい」という気持ちを高める働きがあります。**このホルモンがストレスを受けたときにも分泌され、人と人とを結びつける原動力になっていたのです。

このようにストレスにポジティブに反応できるのは人間ならでは。だからこそ私たちは積極的にストレスを受けるべきなのです。

「闘争・逃走反応」は人間に当てはまらない

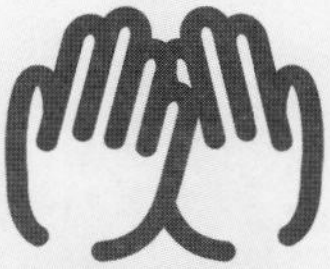

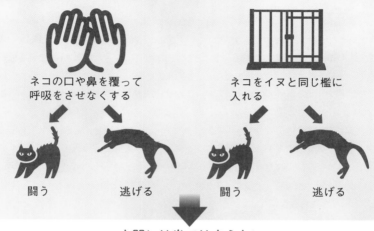

ネコの口や鼻を覆って
呼吸をさせなくする

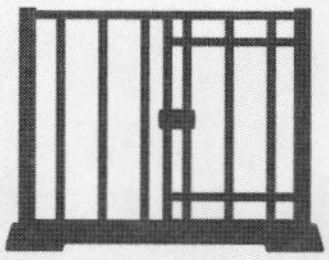

ネコをイヌと同じ檻に
入れる

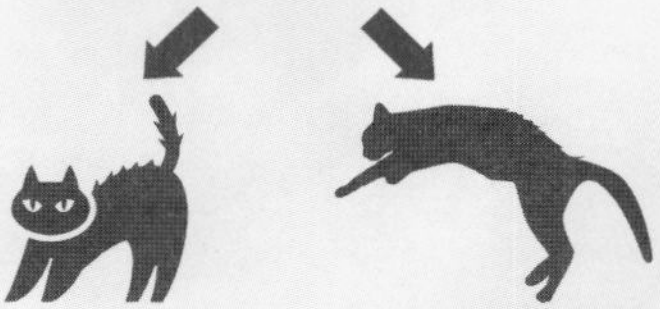

闘う　　逃げる

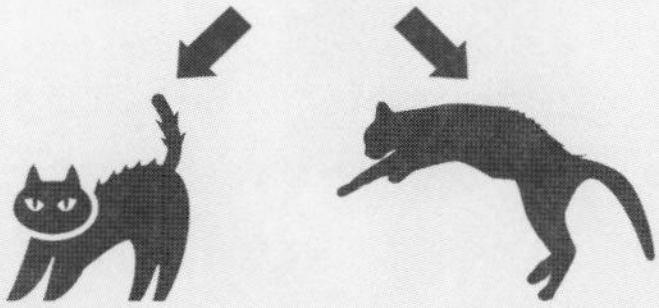

闘う　　逃げる

人間には当てはまらない

「突然息を止められる」「おそろしい敵と同じ檻に入れられる」といったストレスは人間が日常生活で感じるストレスと同じレベルでは考えられないため、この実験結果は人間に当てはめられません。

人間のストレス反応は2種類

人間はストレスを受けると、「挑戦反応」と「思いやり反応」という
2つの反応をすることがわかっています。

① 挑戦反応

ストレスを抱えることで反動的に
挑戦する気持ちが湧き上がる。

② 思いやり反応

ストレスを受けると「人とつなが
り合いたい」という気持ちになる。

Column

ストレスへの強さは育てられ方で変わる!?

ストレスに強いか弱いかは、育ってきた環境も大きく関わっています。周囲から「あなたには価値がある」と受け入れられてきた人は、多少苦しい場面であっても自分の価値を信じているので、ストレスにも簡単には揺らぎません。逆に「こうでなければダメ」と強要されてきた人は自分の価値を認められず、ちょっとしたことで自信を失いやすいのです。

自分の価値を認められる人に育てるには「ほめる」ことが大切。かと言って、どんなことでもほめればよいというわけではありません。例えば「あなたは頭がいいね」などと、その人の「才能」や「生まれ持った部分」ばかりをほめるのはNG。「頭のいい自分」に価値を求めるようになるため、少しでも成績が下がるとすぐに自信を失い、自分を否定する人になってしまいます。ほめるときは「よくがんばったね」と、その人の「努力」や「行動」をほめること。「自分のしてきたこと」に価値を見出せるので、たとえ失敗をしても「次はもっとこうしてみよう」と、自信を持って前向きにがんばれる人になります。

毎日必ず1時間
授業の復習を
がんばった
たくさん
努力したね！

第2章

原因不明の体調不良はストレスのせい？

通勤時のゴロゴロおなかの原因

ストレスが引き起こす過敏性腸症候群

通勤途中や大事な会議の前などに突然腹痛に襲われて困ることはありませんか。小腸や大腸に特に異常が見当たらないにもかかわらず、こうした症状が長期間にわたって繰り返される場合、その原因はメンタルにあるかもしれません。

身体的または精神的なストレスや緊張は腸の運動に影響を及ぼし、おなかの不調を引き起こすことがあります。これが「過敏性腸症候群（ＩＢＳ）」です。

ＩＢＳは、慢性的な下痢や腹痛により1日に何度も便通がある「下痢型」、慢性的な便秘で排便時に苦痛が生じやすい「便秘型」、下痢と便秘を繰り返す「交替型」の3タイプに分けられます。日本人の約1割が罹患《りかん》していると推計され、男性には下痢型、女性には便秘型が多いといわれます。かかりやすい人の特徴として、真面目な人や内向的な性格の人、大きな責任を負う働き盛りの世代のほか、20代の若い女性にも見られます。

ＩＢＳにかかると、頻繁な便意や腹部の不快感により仕事や勉強に集中できず、ＱＯＬ（生活の質）が大きく損なわれます。トイレの不安がさらなるストレスとなり、緊張する場面に臨むたびに症状が繰り返される悪循環に陥ってしまうことも。

治療法としては不安や緊張を抑える薬や腸の運動を安定させる薬、心理療法が有効です。暴飲暴食や不規則な生活を改め、身体的ストレスをやわらげることも症状改善のためには不可欠です。

若い女性、働き盛りの人に多い「過敏性腸症候群」

過敏性腸症候群は、内科的な疾患がないにもかかわらず月に3回以上、腹痛、下痢、便秘などが生じること。ストレスや緊張が原因となることが多く、若い女性や働き盛りの人に多い。

下痢型

・慢性的な下痢で、腹痛や腹部の不快感がある
・1日に何度も排便がある
・男性がなりやすい

便秘型

・慢性的な便秘で、腹痛や腹部の不快感がある
・排便時、頻繁に腹部が苦しくなる
・女性がなりやすい

症状が出やすい状況

緊張する場面では特に症状が出やすい。下痢型は出勤前や電車内で症状が出ることが多い。

仕事中

面接中

授業中

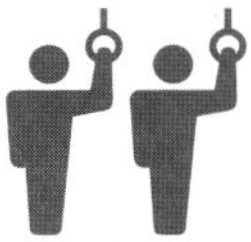
電車の中

かかりやすい人

真面目な人、内向的な人、情緒不安定な人などはかかりやすいタイプだといわれています。

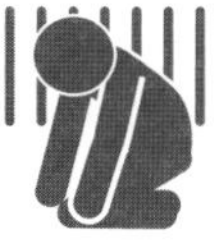
うつ傾向の人

20代の若い女性、
働き盛りの人

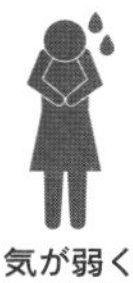
気が弱く
内向的な人

真面目な人

漠然とした不安を打ち消す簡単メソッド

愛情距離をイメージして不安を解消

これといった理由もないのに、何となく不安になってしまうことってありますよね。何が起こるかわからない将来のことや自分がコントロールできない出来事に対して、人は不安を感じやすいもの。特に最近は新型コロナウイルスの感染拡大など、未知の物事に対する不安がますます大きくなりがちです。「感染するかもしれない」「感染したら治るのだろうか」「仕事を失うかもしれない」……そんな明日をも知れないことへの不安で、気分が落ち込んでしまう人も少なくないでしょう。

そんな不安な気持ちをラクにするとっておきの方法があります。それは**あなたの周りにある不安と安心の境界線をはっきりさせる**こと。まずは自分の周りが10センチくらいの層で守られていることをイメージしてください。そこから徐々に手を伸ばし、上下左右、届く範囲まで広げていきます。この範囲は自分が意のままにコントロールできる範囲であり、家族や恋人など、あなたが心を許せる人だけが立ち入れるエリア。この距離を心理学では「愛情距離」と呼びます。**愛情距離を意識すると自分の周りには完全な安心があることをイメージできるため、気持ちが安らぎ、漠然とした不安の解消に役立つ**のです。

それでも不安で仕方がないという場合は、不安症状が極度に進んでいるおそれがあります。心療内科での相談をおすすめします。

人はなぜ不安を生じるか?

悪いニュース

新型ウイルスで
死亡…

明日ウイルスに
感染するかも…

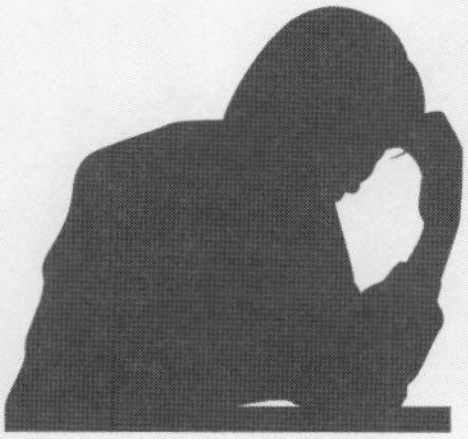

自分の予想を超え何が起こるかわから
ないと、人は不安を感じる。

不安を取り除くメソッド

① 手を動かす

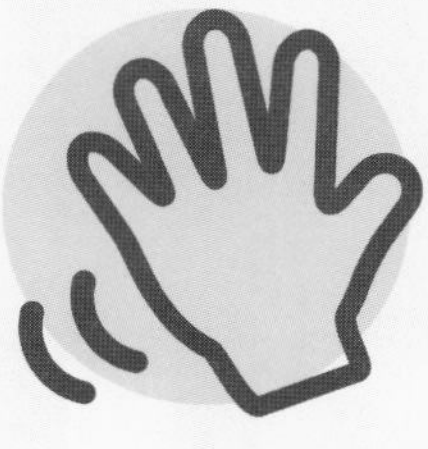

② 腕を伸ばす

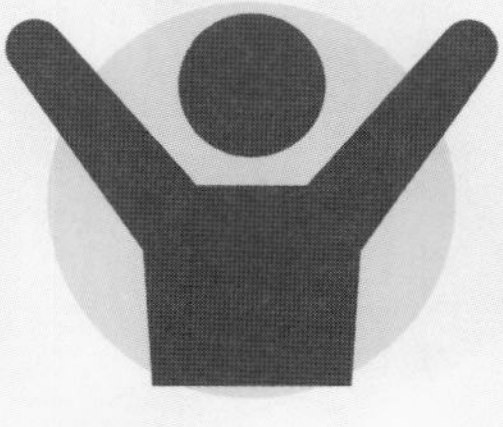

③ 自分を守る空気のバリアを作り出す

自分が思いのままにできる、予想外のことが起こらない
空間に守られているとイメージすると、漠然とした不安はやわらぐ。

疲れているのに眠れないのはなぜ？

加齢やストレスが睡眠の質を下げる

疲れているのになかなか寝つけない、夜中や明け方に目が覚めてしまう……。これら眠りの悩みは「不眠」や「睡眠障害」と呼ばれています。

私たちは眠っている間、「レム睡眠」と「ノンレム睡眠」という2種類の睡眠を周期的に繰り返しています。脳は起きていて身体が眠っている状態がレム睡眠、脳が深く眠っている状態がノンレム睡眠です。ノンレム睡眠の深さは1段階から4段階まであり、加齢によって2～3段階で止まるようになるのが一般的。歳をとると眠りが浅くなるのはこのためです。また、若い人でもストレスや心配ごとがあるとノンレム睡眠が深まらず、不眠の症状が表れます。

睡眠障害が慢性化すると、集中力や判断力が低下するばかりでなく、免疫機能が下がることで病気や感染症にかかりやすくなります。さらに食欲を抑制するレプチンというホルモンの分泌が抑えられ、肥満につながることもわかっています。

こうしたデメリットだらけの睡眠障害を克服するには睡眠環境の改善が不可欠。寝室では明かりを消し、スマホやテレビを見ないようにしましょう。心療内科では不眠のタイプに合わせて薬も処方してもらえます。何より**ストレス軽減のために大切なのは、眠れなくてもあまり気にしすぎないこと。**静かに横になり目を閉じているだけでも、脳を休息させることは可能なのです。

不眠は2つのタイプがある

ストレスで眠れない人
はこのタイプが多い

早期覚醒

明け方になると目が覚めてしまう。

入眠困難

ベッドに入って30分〜1時間経っても寝つけない。

不眠で病気になるというデータはない

不眠によってぼーっとしたり居眠りをしたりして社会生活に支障が出ることはあるが、眠れないからガンや糖尿病など大きな身体的病気に直結するというデータはない。

✕ 不眠=病気になる

データなし

↓

考え過ぎないことが大切

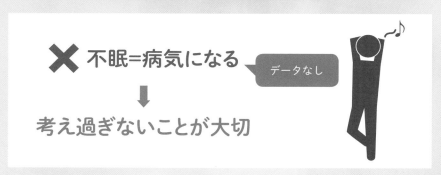

夏と冬はうつになりやすい!?

特定の時期にだけ発症する季節性感情障害

一年のうちある時期にだけ気分の不調や意欲の低下に悩まされる人がいます。これは「季節性感情障害（Seasonal Affective Disorder＝ＳＡＤ）」という心の病で、別名「季節性うつ」ともいいます。代表的なものが「夏季うつ」と「冬季うつ」です。夏季うつは5～9月頃に表れ、食欲不振や不眠が主な症状。夏バテにも似ていますが、気分の落ち込みを伴うかどうかによって区別できます。そして、10～3月頃に増えるのが冬季うつです。夏季うつとは対照的に食欲が増進し、過眠傾向になるのが特徴です。

夏と冬にＳＡＤが増えるのはなぜでしょうか。まず夏や冬の初めの頃は暑さや寒さに身体が慣れていないため、気候の急変動がストレスとなって心の不調をまねくと考えられます。また冬季うつの原因として、冬に日照時間が短くなることで体内時計が狂ってしまうことも挙げられます。冬季うつには照射療法という効果的な治療法があります。**日光に近い明るさの光を一定時間浴びることにより、体内時計を調整するメラトニンというホルモンの働きを正常化させ、うつを改善します。**

ＳＡＤでなくても朝起きるのが苦手だったり、不規則な生活を送ったりしている人は、孤独を感じやすく、抑うつ気分になりやすいといわれています。朝は早めに起き日光を十分に浴びることが、夜の睡眠改善や気分の向上に有効です。

季節性うつの代表的な2パターン

夏季うつ

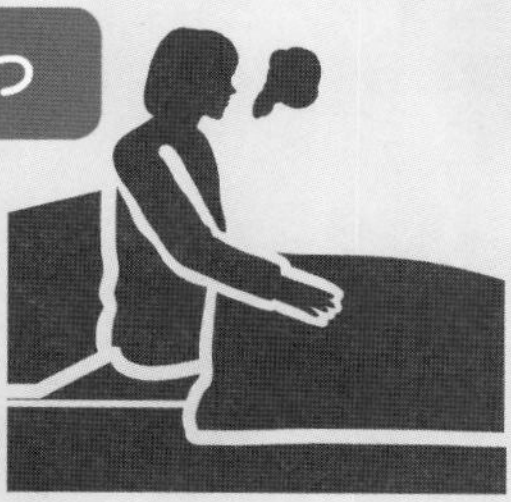

5〜9月頃に出現

- **食欲低下**
- **不眠**

冬季うつ

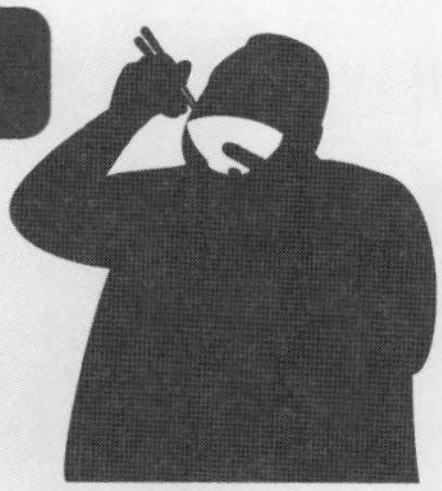

10〜3月頃に出現

- **食欲増強**
- **過眠**

3〜5月は自殺者が多い

警察庁の令和元年の統計を見ると、3〜5月は自殺者が多いことがわかります。人間は「節目」によって生死が左右されるといわれており、日本では4月の節目の前後であることや五月病などの影響から、3〜5月に自殺者が増えると考えられます。

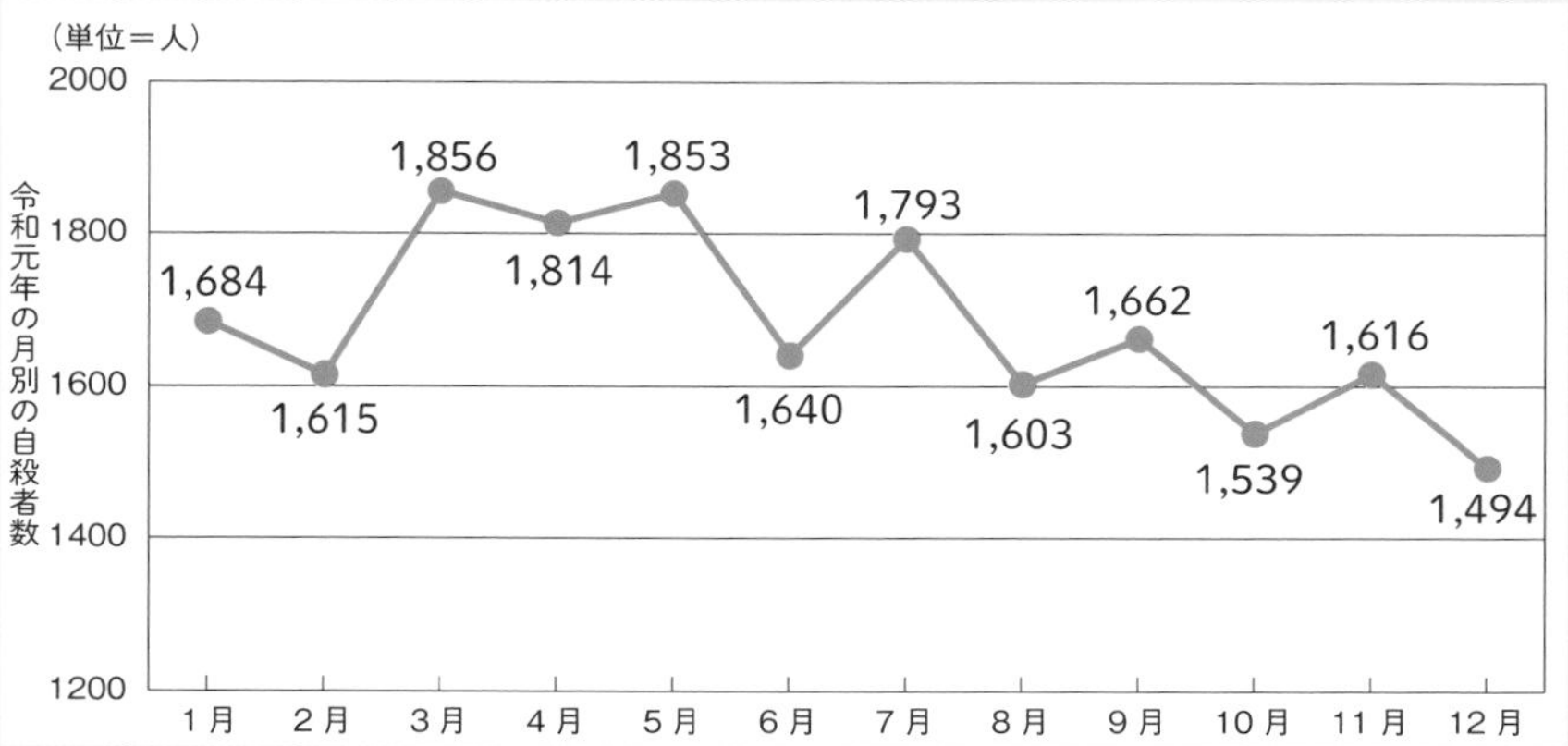

出典:警察庁「令和元年中における自殺の状況」より作成

やけ食いのストレス解消効果はたった20分

口唇欲求がやけ食いや口寂しさの原因に

疲れているときやイライラしているときは、好きなものを存分に食べて気分を紛らわせたくなるもの。また仕事中や勉強中には、それほど空腹でなくても口寂しくてつい食べ物に手が伸びてしまうこともあるでしょう。このようにストレスを感じたときに何かを口にしたくなるのは「口唇欲求」が高まるため。赤ちゃんはおなかが空いたときだけでなく、不安なときにもお母さんのお乳を吸って安心感を得ようとします。同じように大人もまた疲れたときや不安なときなどに、おやつを食べたり、あめやガムを噛んだり、あるいはタバコを吸ったり、爪を噛んだりすることで口唇欲求を満たし、ストレスを解消しようとするのです。

とはいえ、食べても気分が晴れるのは一時的。ある研究では、**間食の後20分くらいはやる気や幸福感がアップしますが、それを過ぎると食べる前よりもむしろ気分が沈み、ストレスフルな状態に戻ってしまう**ことがわかっています。つまり、どんなに食べてもストレスは解消されないということ。それどころか体重ばかりが増え、余計なストレスを抱え込むことにもなりかねません。

ストレス食いに走ろうとしている自分に気づいたら「食べても無意味」と言い聞かせましょう。口寂しさはすなわち心の寂しさともいえます。親しい人とおしゃべりを楽しむなどして、気持ちを発散させることが大切です。

食べてストレス解消は20分だけ

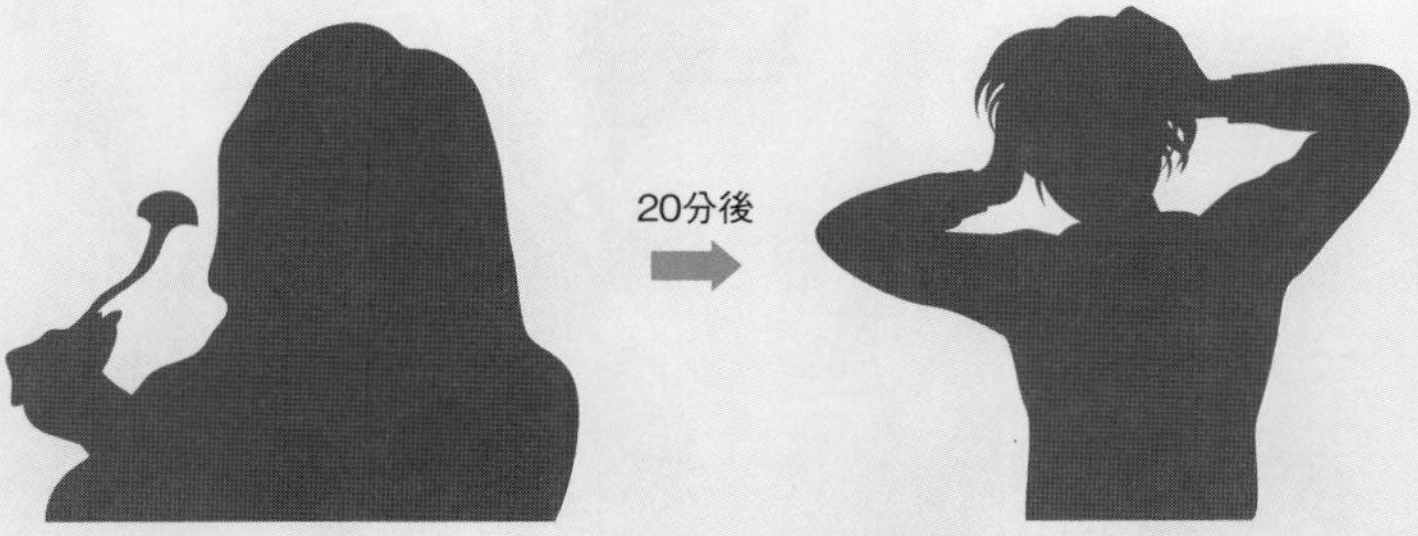

食べてストレス解消！

一時的に落ち着いたストレスは
元に戻っている。

**「食べても自分の気持ちは回復しない」と気づけば、
ストレスによる食べ過ぎは抑えられるかも。**

気持ちを満たすために別のことを始める

過食してしまいそうなときは、人と話す、電話をする、
メールをする、趣味を始めてみるなどして気持ちを満たすことが大切。
SNSやブログなどでダイエット日記をつけるのも効果的。

SNS で
ダイエット日記をつける

趣味に没頭する

人と話す

ストレスが引き起こす不快な喉の違和感

症状から意識をそらすと効果的

原因不明の喉の違和感を訴えて心療内科を訪れる患者さんが少なくありません。病院で詳しく調べても特に異常がないにもかかわらず、喉のあたりの違和感が続くのは典型的な「ストレスボール」の症状です。ストレスボールとは、喉や鼻の奥に文字どおりボールが詰まっているような違和感を覚えること。はっきりとしたメカニズムは不明ですが、不安や緊張などの精神的ストレスが原因となり、こうした症状が表れることがあります。ストレスボール以外にも、胸やおなか、頭などがシクシクと痛む、体の中に何かがあるようなおかしな感覚がある、などさまざまな部位に症状が表れる場合もあります。いずれにおいても病院で検査をして異常が見られない場合は、ストレスが原因の「心気症状」と考えてよいでしょう。

このような症状が気になるときに**必要なのは、身体への治療ではなくストレスをやわらげるための対処**です。人と話したり日記を書いたりする時間を増やし、必要に応じてカウンセリングを受けるなどして、悩みや心のモヤモヤを発散しましょう。そして**最も即効性の高い方法が「意識をそらす」こと**。症状は意識をすればするほど気になってしまうもの。運動や趣味に熱中したり、好きなものを食べたりしながら、自分の意識を喉や頭、おなかなど症状のある部位から強制的にそらしてしまうことが有効な手段です。

ストレスボールって何?

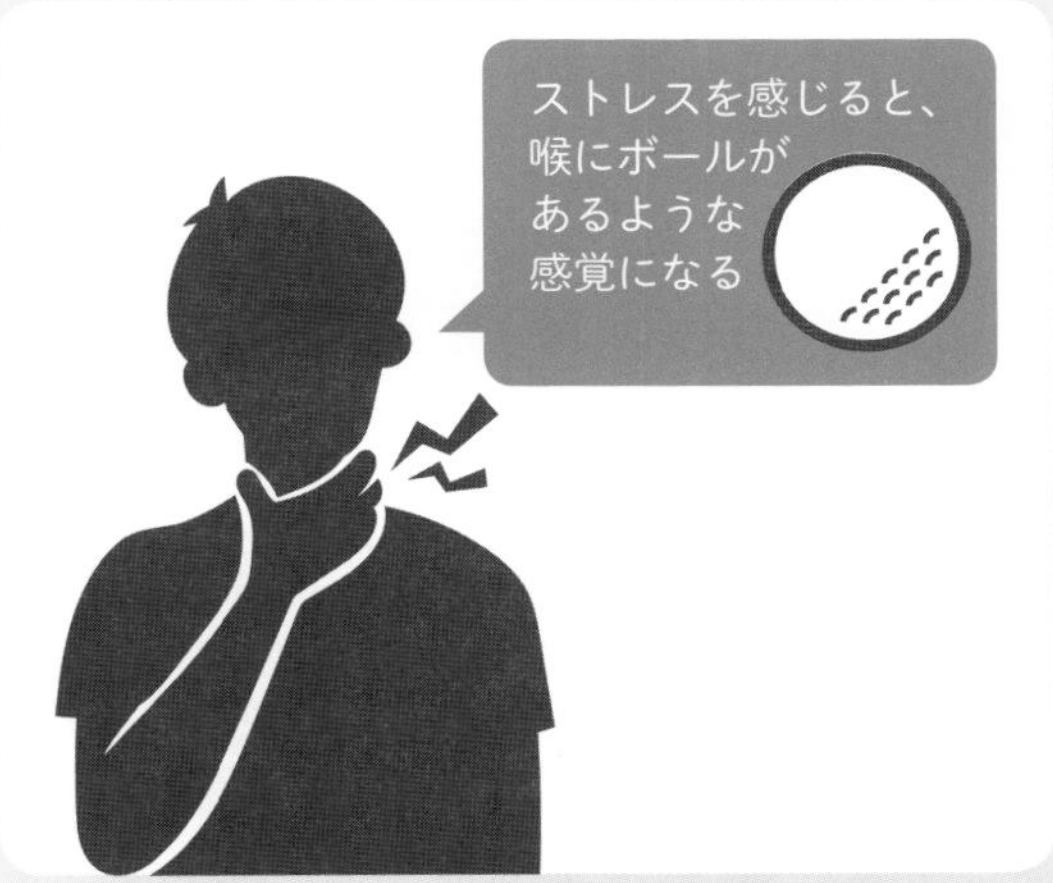
ストレスを感じると、
喉にボールが
あるような
感覚になる

ストレスボールとは、喉や鼻の奥にボールが詰まったような違和感を覚えること。実際に何かが詰まっているわけではないので、病院では診断されにくい。

病院に行っても…

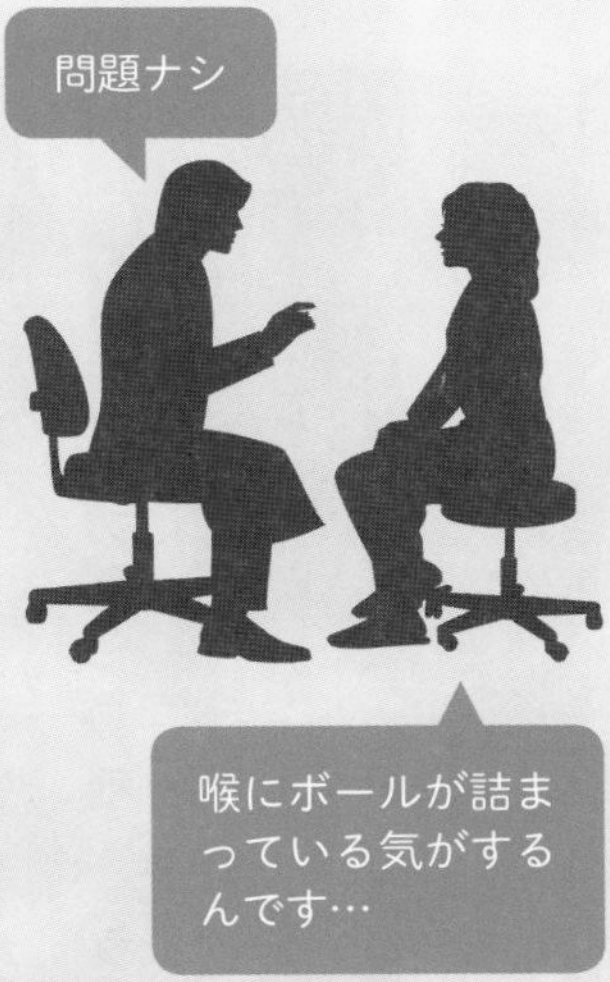
問題ナシ
喉にボールが詰まっている気がするんです…

即効的な改善策は「意識をそらす」

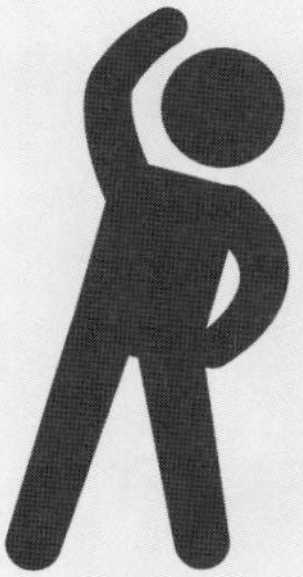

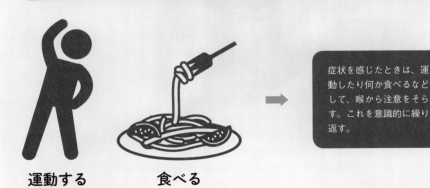

運動する

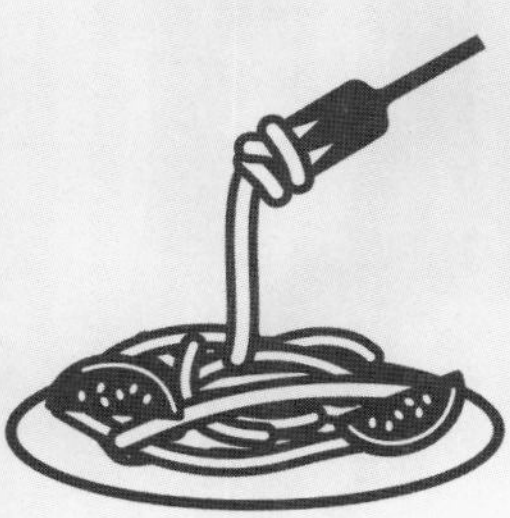

食べる

症状を感じたときは、運動したり何か食べるなどして、喉から注意をそらす。これを意識的に繰り返す。

うつ病・パニック障害などが起こる理由

ストレスを悪と考えてる人は心が壊れやすい!

この本の冒頭で「ストレスは悪いものではない」ことを説明しました。しかし、「ストレスは悪いもの」と考える人にとっては、ストレスが心や身体にダメージを与えるものになり得ます。では、そのような人がストレスをため込んでしまったら、心身にはどのような影響が出るのでしょうか。ストレスを上手に解消できないままでいると心が限界を迎え、「うつ病」「適応障害」「パニック障害」などの心の病へと進んでしまうおそれがあります。

うつ病は、気分の落ち込みや意欲の低下、食欲不振、不眠などの症状が表れる病気。仕事や職場での人間関係を起因とするものが8割にものぼります。ひどくなると朝起き上がることすらできなくなり、社会生活を送ることが困難になります。

気分が落ち込むうつ病に対し、より広い概念で社会への適応が難しくなる病気が適応障害です。不安や緊張、イライラなどが強くなるために、周りの環境に適応できなくなることが特徴です。

パニック障害はストレスや緊張がトリガーとなり動悸や息切れなどのパニック発作を引き起こす病気。男性よりも女性に多く見られます。

心が限界に近づくと、食欲が落ちる、眠りが浅くなる、趣味を楽しめない、仕事のことを考えると不安になる、などの前兆が表れます。こうしたサインに気づいたら休息をとるよう努め、ストレスを上手に発散することが予防になります。

ストレスのたまり過ぎがまねく心の病気

うつ病

脳内の伝達物質のバランスが崩れることで起きる「内因性のうつ」と、仕事や人間関係などのストレスが原因で起きる「心因性のうつ」がある。

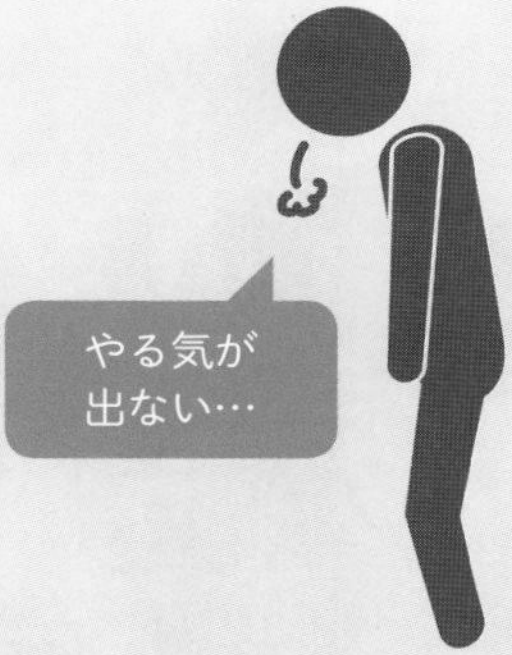

特徴

・食欲低下　・不眠　・やる気低下

適応障害

ストレスが原因で社会に適応できなくなる。うつ病に似ているが、うつ病は「気持ちが落ちる」のに対して、「適応できないこと」が主な症状になる。

特徴

・イライラする　・過度な不安感　・過度な緊張感

パニック障害

ストレスや緊張などにより症状が突然起きる。「また発作が起こったらどうしよう」と過度に不安を感じる「予期不安」が1カ月以上続く。

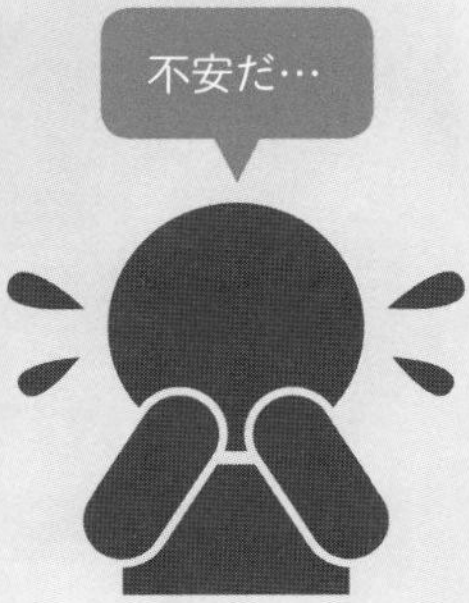

特徴

・動悸　・息切れ　・発汗　・胸部の不快感　・予期不安

ダメ人間だと誤解されやすい「新型うつ」

従来型との違いは気分のアップダウン

従来のうつ病とは異なる新しいタイプのうつ病にかかる人が増えています。うつ病は気分の落ち込みが続き、あらゆる場面で意欲が低下してしまうのが典型的な症状です。しかし**新しいタイプのうつ病では「気分反応性」といって、はっきりとした気分の浮き沈みが見られます。**仕事には行けないけれど、好きなことや楽しいことになら打ち込める。嫌なことがあると激しく落ち込み、うれしいことがあると気分が晴れるなど、従来型とは経過が異なります。このようなタイプのうつ病を総称して「新型うつ」と呼んでいます。

従来型と比べて症状が軽いとはいえ、新型うつでも食欲や睡眠に関わる不調が表れます。特に過眠に悩まされる傾向が高く、長く眠っても眠り足りず、だるさを感じる人が多くいます。また、気分の落ち込む場面が限定的なため、本人が病気を自覚しにくいことも。**さまざまな不調が病気のせいであると認識できず「自分はダメな人間」と、自己嫌悪に陥ってしまうケースも少なくありません。**元気に見える場面があるので周囲の人からも単なるわがままと誤解されやすく、理解が得られないまま苦しむことになってしまうのです。

新型うつにかかりやすい要因として遺伝的なことに加え、いろいろなことに反応しやすい性格や、仕事や人間関係でストレスが多い環境に置かれていることなどが挙げられます。

新型うつと典型うつの違い

新型うつ

楽しいことはできるが、嫌なことはできない。

典型うつ

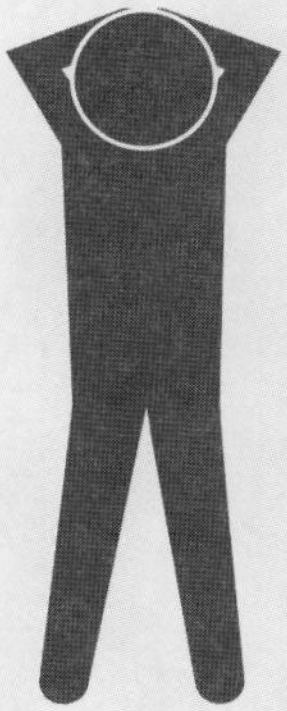

仕事、日常生活、遊びなどすべてにやる気が出ない。

新型うつにかかりやすい要因

遺伝

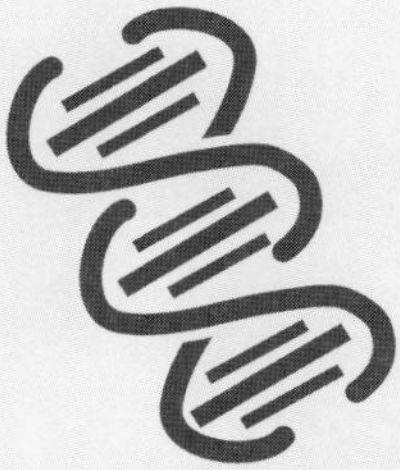

親族にうつの人が多い。

環境

合わない上司と一緒に働いているなど、仕事環境、友人関係でストレスの多い環境にいる。

性格

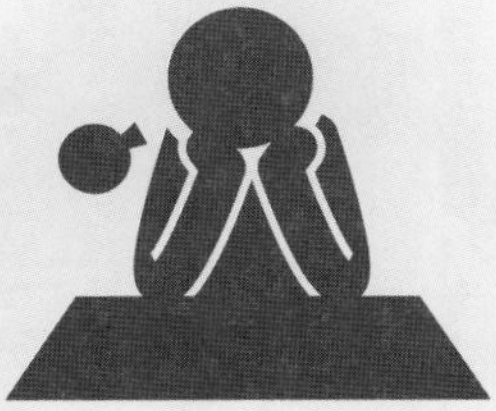

「いろいろなものに反応しやすい」という性格。

「自律神経失調症」と「うつ病」の違いは？

実は自律神経失調症という病気は存在しない

体調不良で病院を受診し、医師から「自律神経失調症」といわれたことはないでしょうか。実は自律神経失調症というのは正式な病名ではありません。自律神経の働きが乱れることによって生じる不調のことで、本来なら「うつ病」「パニック障害」「適応障害」といった精神的な病気に該当します。しかし、それらの病名をつけにくい場合や本人に説明しにくい場合などに、自律神経失調症という名称が使われているのです。

そもそも「自律神経」は、自分の意思とは無関係に働く神経のこと。私たちの体内では「交感神経」と「副交感神経」という異なる働きをする2つの自律神経がバランスをとり合い、呼吸や血液循環、体温調節や消化といった身体機能の調整を担っています。しかし、**ストレスの影響などにより自律神経のバランスが乱れると、その身体機能の調整もうまくいかなくなります。**内臓の働きなど全身の機能が低下し、さまざまな不調が表れてくるのです。例えばうつ病になると食欲低下や睡眠障害などの症状が表れますが、これらはいずれも自律神経の乱れが原因で起こる症状です。

そのため治療にあたってまず**重要なのは、自律神経を乱す精神的な病気の有無を確認すること**です。そして元となる病気が特定されたら、ストレスのコントロールとともに、薬物療法やカウンセリングなどの適切な治療が行われます。

自律神経とは

自律神経は「交感神経」と「副交感神経」という逆の働きをする2つに分かれており、
互いにバランスをとりながら身体の状態を調節している。

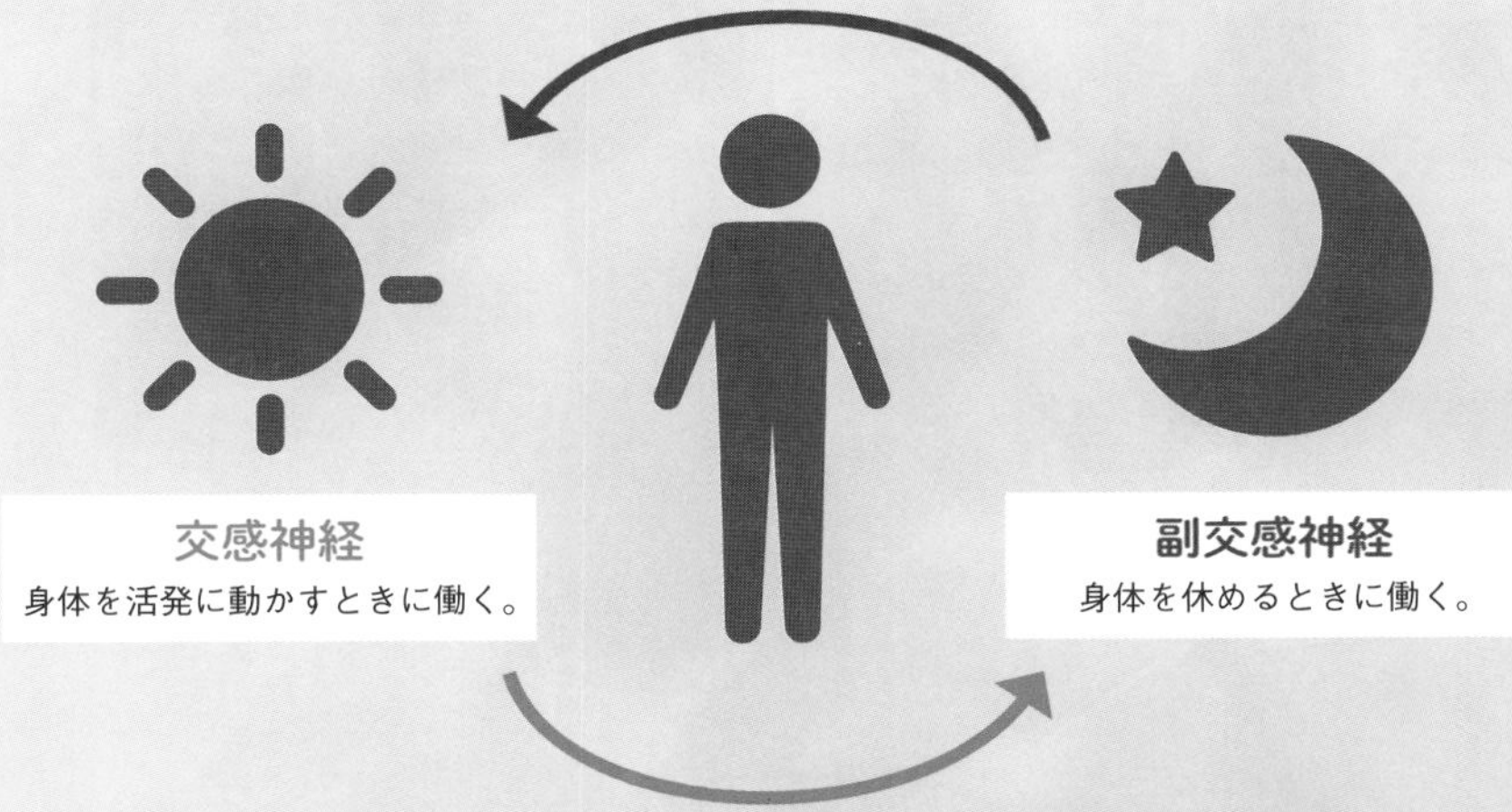
交感神経
身体を活発に動かすときに働く。
副交感神経
身体を休めるときに働く。

自律神経の不調

不規則な生活やストレスによる刺激などにより、
交換神経と副交感神経のバランスが崩れるとさまざまな症状が表れる。

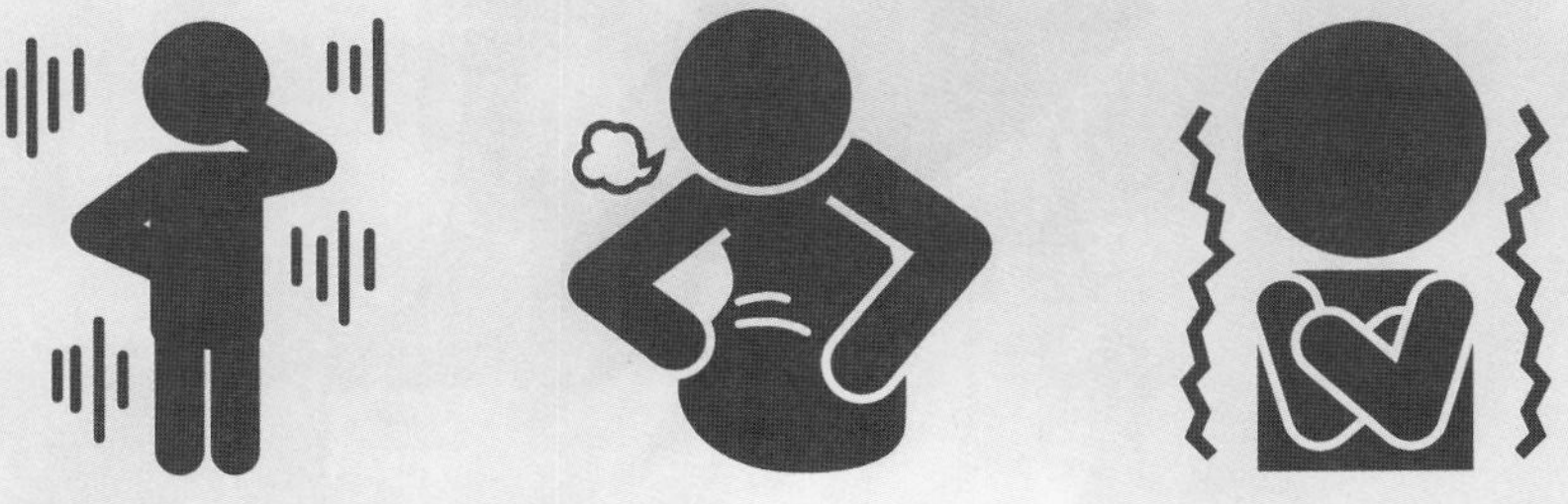

だるい、疲れがとれない。　　下痢や便秘。　　寒くないのに寒気がする。

Column

その疲れの原因は肉体ではなく脳にあった！

仕事や勉強をがんばった後、思わず「疲れた～」と声に出してしまうことがありますね。でもあなたのそのヘトヘト感、実は肉体的な疲れではありません。疲労の専門家で内科医の梶本修身氏によれば「スクワットなどの激しい運動を続けない限り人間の筋肉はそう簡単にダメージを受けない」――つまり仕事や勉強、軽い運動といった日常動作くらいでは、肉体への影響はほとんどないというのです。もちろん多忙で睡眠時間が短くなったり、食生活が乱れたりと、副次的なことが原因で身体を壊すことはあるかもしれません。しかし、仕事や勉強をがんばることが、直接あなたの肉体にダメージを与えるわけではないのです。

それでも私たちが疲れを感じるのはなぜでしょうか。それは「脳がダレる」せいです。仕事や勉強など同じような作業を長時間続けていると、脳に疲労物質がたまってぼんやりとしてきます。それで肉体まで疲れたように感じるのです。疲れを感じたら休憩や睡眠をとって脳をリセットしましょう。

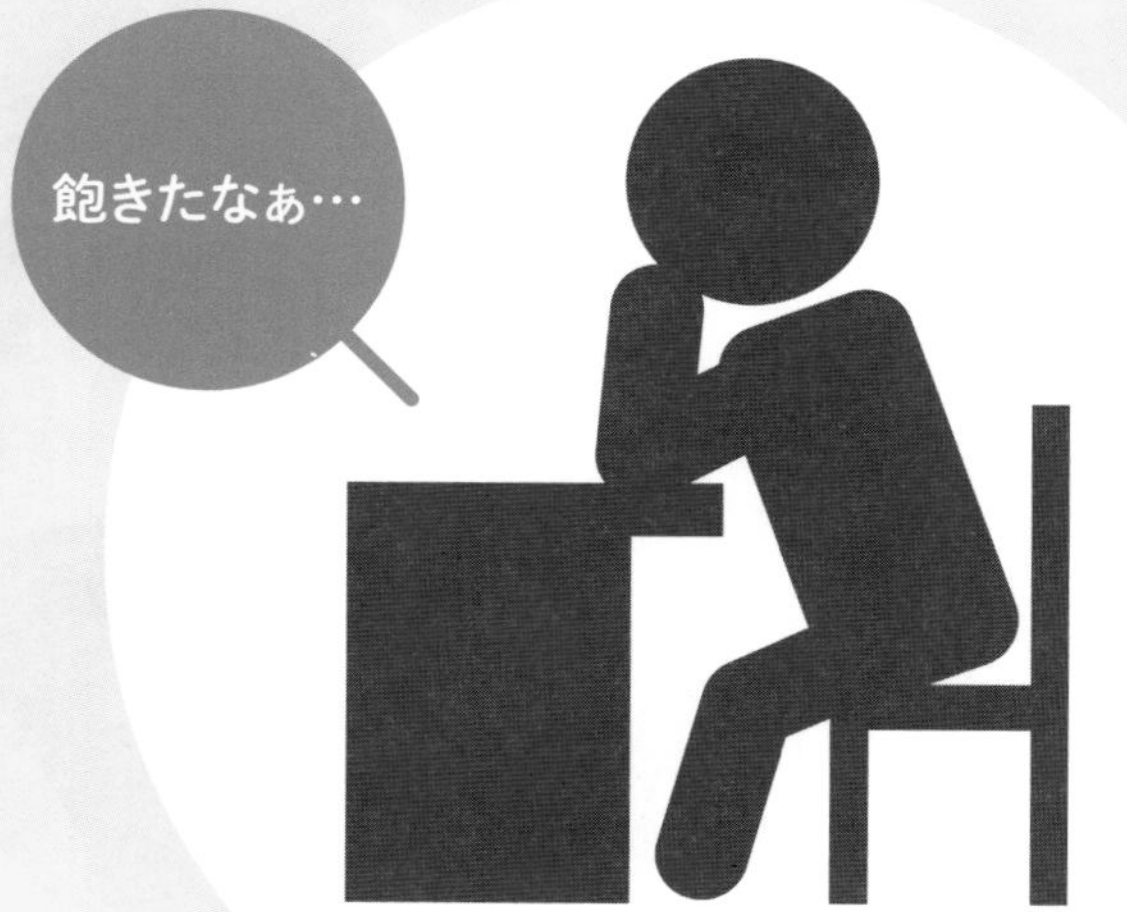

仕事や勉強、軽い運動→肉体的なダメージはなし

第3章

つらい人間関係のストレスを解消する

別コミュニティの友人同士はつなげない方がいい

境界密度が高いと人間関係は息苦しくなる

学生時代の友人、会社の同期、ママ友など、あなたをとり巻く人間関係のなかにはいくつかのグループがあると思います。これらのグループ同士の交わりの程度を、心理学では「境界密度」と呼んでいます。例えば学生時代の友人グループと会社の同期グループがあなたを介して頻繁に交流している場合、境界密度は高い状態といえます。

境界密度が高いことは一見、人間関係が広がった理想的な状態に見えるかもしれません。しかしあなたの心にとっては、境界密度は低い方がベターです。心理学者バートン・ハーシュの調査では、自分の属するグループ同士の交わりが少ないほど、自分自身は精神的に健康でいられることがわかっています。グループ同士に交流がなければ、一方のグループの愚痴をもう一方のグループの友人に聞いてもらうことができます。しかしグループ同士がつながっていると、迂闊《うかつ》に愚痴をこぼすこともできず、うわさ話ひとつにも気を遣わなくてはなりません。「あの人とこの人は気が合うかも」など気を利かせてグループ同士をくっつけても、結局息苦しい思いをするだけなのです。

もしもあなたがすでに境界密度の高い人間関係に疲れているとしたら、全く新しい閉鎖的な世界を持つことをおすすめします。自分だけの閉じた世界を作ることで、穏やかな気持ちを取り戻せるかもしれません。

境界密度は低い方がいい

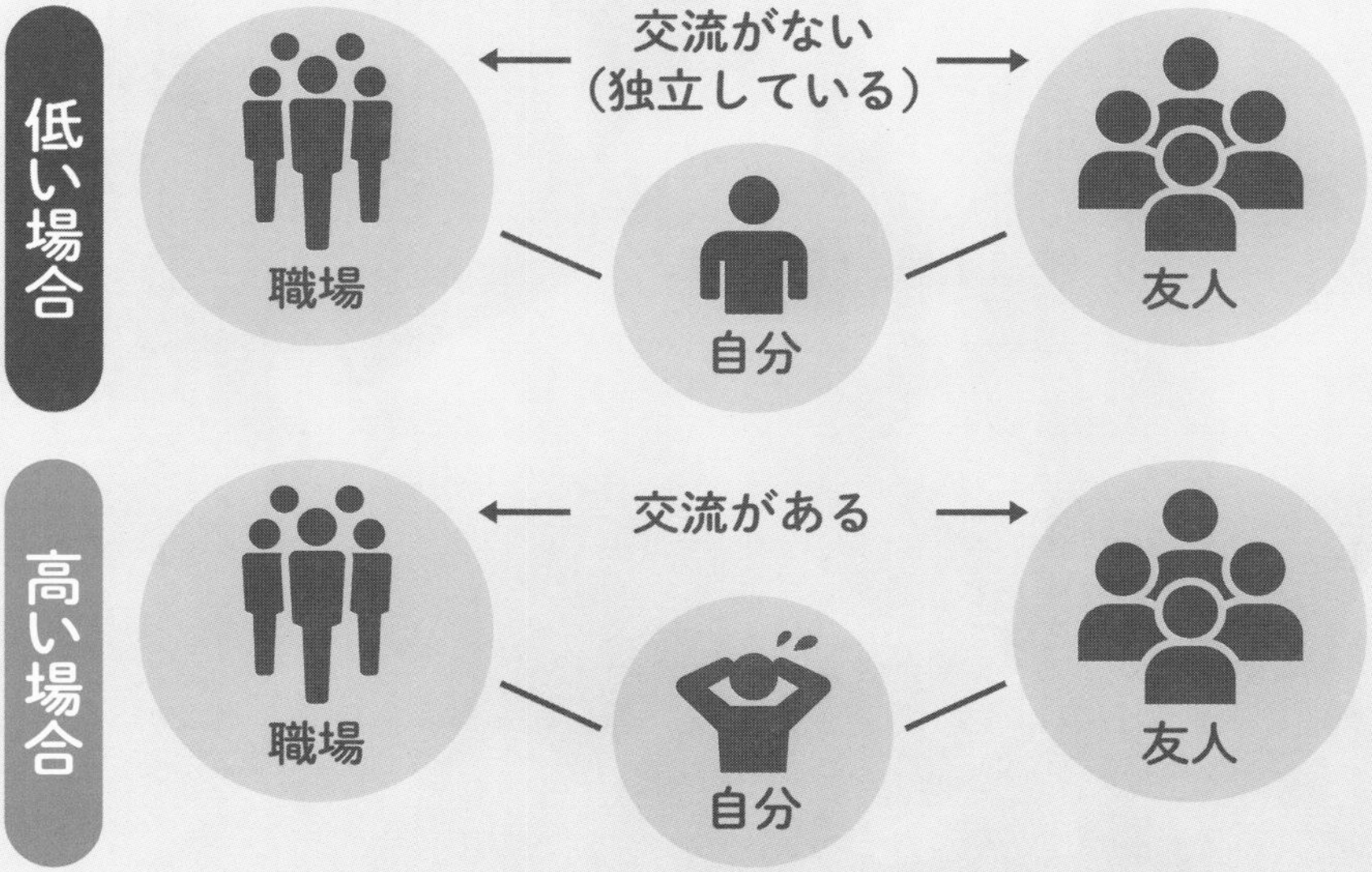
低い場合
交流がない
（独立している）
職場
自分
友人
高い場合
交流がある
職場
自分
友人

匿名で関わるグループを持つ

例えば

・SNS では自分の名前は明かさない

・オンラインゲームでは
ハンドルネームだけで関わる

・ブログは友達限定公開にする

など

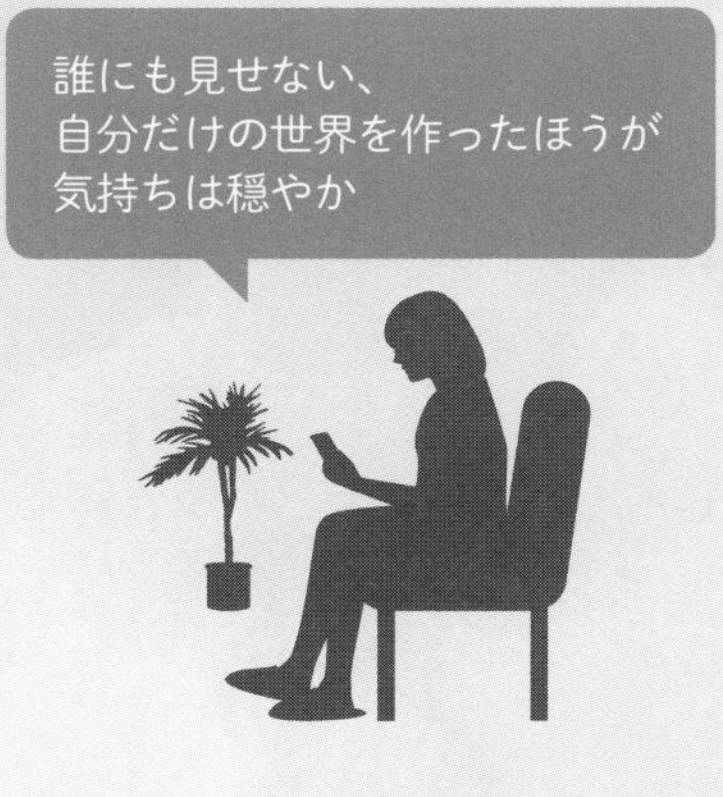
誰にも見せない、
自分だけの世界を作ったほうが
気持ちは穏やか

ストレスがたまりやすい仕事、たまりにくい仕事

病みやすい業種と病みにくい業種がある

遺伝的、性格的にストレスに弱い人は、仕事においてもストレスを抱えやすいタイプといえます。

また、仕事の業種別によっても病みやすい仕事とそうでない仕事があります。

●人との接点が少ない仕事

仕事上のストレスの原因の多くは人間関係にありますが、逆に人との関わりが少なすぎてもNG。社会の一員であることや仕事の意義を実感できないため心を病みがちです。漫画家、プログラマーなど一人きりで進める仕事は注意が必要です。

●「感情労働」の接客業

コールセンターのクレーム担当や飲食業の店員など、お金のやり取りが発生する接客では、自分の感情を抑えてサービスやクレーム対応にあたらなければなりません。このような「感情労働」ほど、ストレスをためてしまいがちです。

●経営者よりもサラリーマン

仕事を強制されるよりも自由裁量で働く方がうつ病になりにくいといわれています。経営者は大きな責任やプレッシャーを背負っていますが、自分自身の裁量で働けるためハードワークに強いのです。一方でサラリーマンは会社から命じられて働いています。強制にはストレスが伴うため、心のバランスを崩しやすいといえます。

ストレスに弱い自覚のある人は、心への影響も考えたうえで業種や職種を選ぶようにしましょう。

ストレスがたまりやすい仕事は?

他人との接点がない

黙々と単独で作業する仕事

誰とも会わず、誰とも会話のない仕事は病みやすい。

- 漫画家
- プログラマー
- 単独で作業する工場作業員

など

感情を抑えなければならない

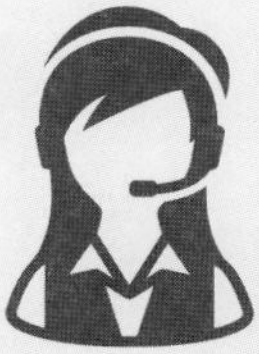

「感情労働」と呼ばれる仕事

客にサービスを提供するために自分自身の感情を抑えなければならない仕事は病みやすい。

- コールセンターのクレーム担当
- 飲食業の店員
- アパレル販売員

など

自由裁量があるとストレスがたまりにくい

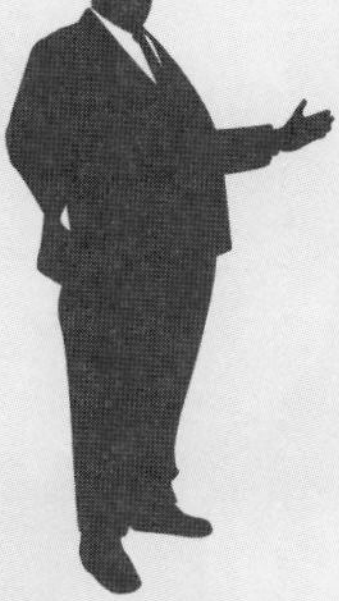

経営者

業務に対する責任やプレッシャーはあるが、仕事自体が自己実現の場であり、ハードワークでも売上が上がれば会社の価値や収入がUP。

↓

病みにくい

悪口や批判を受けた時の心得

ほめ上手になって相手の態度をやわらげる

世間には、悪口や批判ばかりを口にする人がいます。なぜ彼らはそのような態度をとるのでしょうか。それは「自分に自信がないから」です。強く出るのは自分が相手に軽んじられるのをおそれているから。他人を攻撃するのは、自分には価値があることを確認したいからなのです。

こんな相手の攻撃を真正面から受け取ったり反撃したりしてもストレスがたまるだけ。次のような方法で相手の懐に入ってしまうのが一番の解決策です。

①ほめる

自分に自信のない相手にとって、ほめ言葉は何よりうれしく心に響くもの。仕事の能力から容姿や服装まで、その人の立場以外の部分について、ことあるごとにほめるのです。相手は「意地悪をしたらもうほめてもらえないかもしれない」と思うようになり、攻撃の手を緩めてくるはずです。

②お願いする

お願いされることは相手にとって自分の価値を高める最大のチャンス。「AとBの方法ではどちらがよいでしょうか?」などと相手が答えやすい問い方で教えを乞うのも効果的。

仕事でも子育てでも、ほめることはとても大切。相手の良いところを見つけられる「ほめ上手」になることで、ストレスのない人間関係を築くことができ、自分も前向きになれるのです。

批判や悪口が多い人は自信がない

批判
あなたのそういうところが
良くないと思う！

悪口
あの人って
ムカつくよね～

誰かを攻撃することで、
自分の価値を再確認
したい

自信がない

自信がない人とうまくつき合うコツ

① ほめる

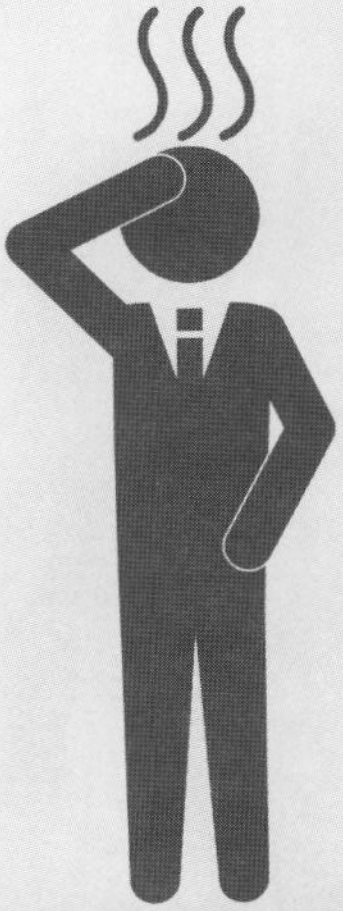

容姿や能力、服装など
をとにかくほめる。

自信がないからこそ喜
び、もっとほめられようと
して態度を軟化させる。

意地悪したら
ほめてもらえなくなるかも！

② お願いする

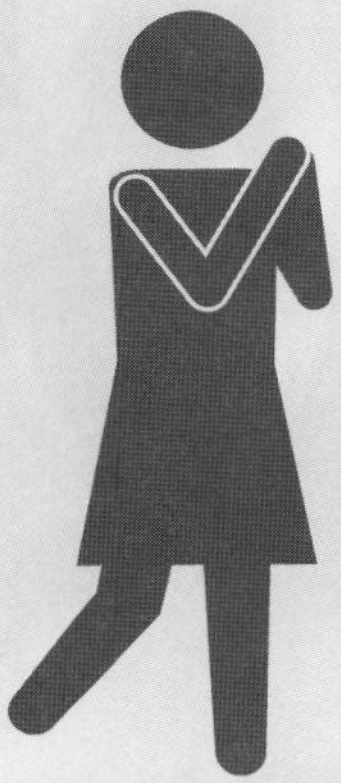

ほめた後、やってほし
いことをお願いする。

ほめられたことで気持ち
が緩み、頼まれたこと
に応えようとする。

自分も相手を助けなくては！

「いいね」に振り回された先に待つもの

承認欲求を暴走させるSNSの罠

SNSの広がりとともに「承認欲求」という言葉がよく聞かれるようになりました。**承認欲求とは「誰かに認められたい」「自分は特別でありたい」と願う欲求のこと。**

アメリカの心理学者アブラハム・マズローが提唱する「欲求5段階説」によると、人間には次の5段階の欲求があるといわれます。1段階目が食欲や睡眠欲といった最も基本的な「生理的欲求」、2段階目が自分の身や生活の安全を確保したい「安全欲求」、3段階目は自分が属する集団に受け入れてもらいたい「親和欲求」、4段階目が他人から特別だと認められたい、尊敬されたい「認知欲求」、そしてこれらの欲求を満たした後に生まれる5段階目が自分の夢や希望を叶えたい「自己実現欲求」です。承認欲求はこのうち3段階目の「親和欲求」と4段階目の「認知欲求」を合わせたもので、誰にでも備わる基本的な欲求です。

自分の意見やライフスタイルを気軽に発信し、フォロワーから「いいね」をもらうことのできるSNSは、承認欲求を満たすにはうってつけのツール。しかし、つき合い方を一歩間違えると、承認欲求を制御できなくなってしまうおそれがあります。自分の投稿に繰り返し「いいね」をもらううちに満足感が薄れ、さらに多くの承認を求めるようになるのです。こうしたことがストレスとなり、「SNS疲れ」へとつながっていくのです。

マズローの5段階欲求説とは

人間の欲求は①生理的欲求、②安全欲求、③親和欲求、④認知欲求、⑤自己実現欲求に分かれていて、下層が満たされると上の欲求が生まれるという考え方。

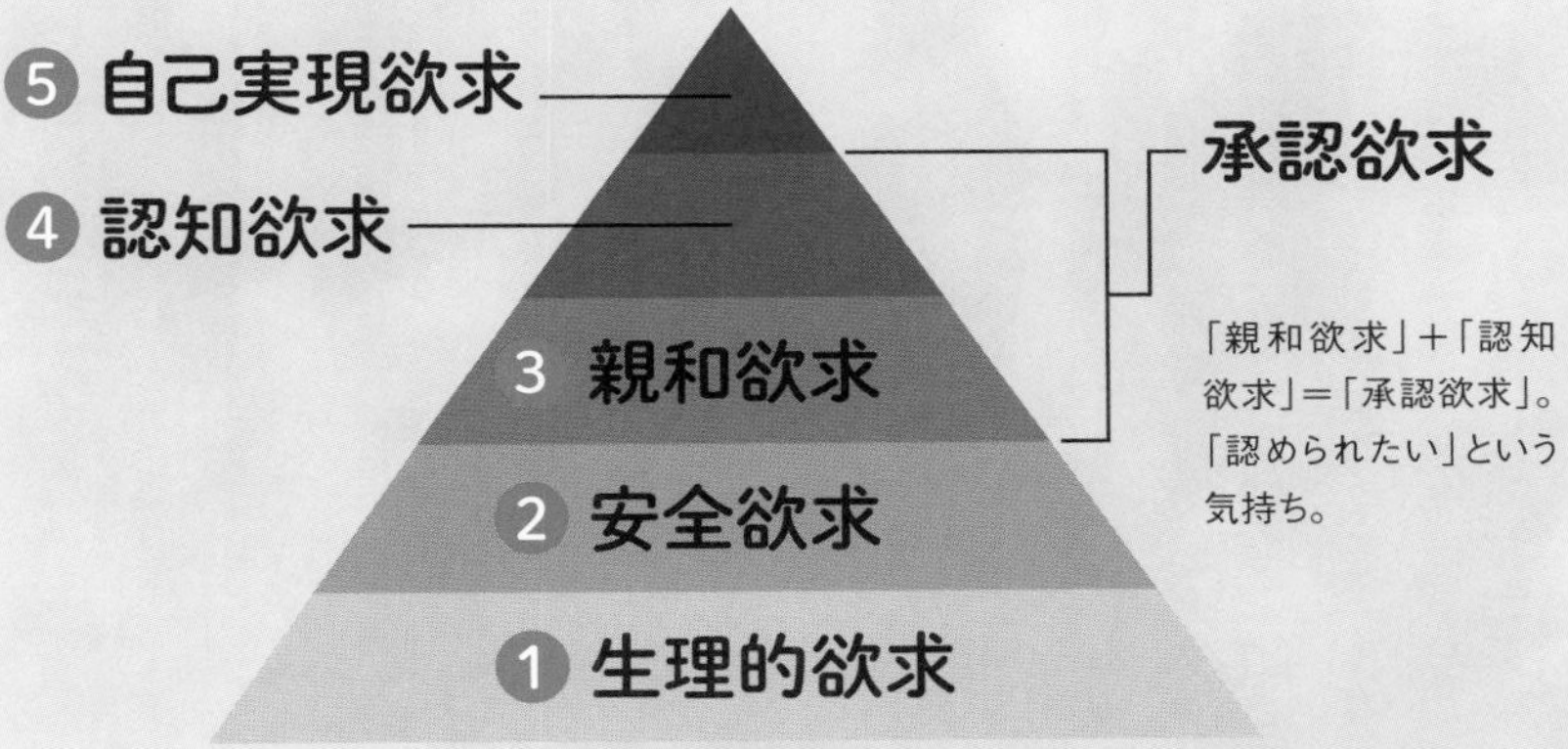
5 自己実現欲求
4 認知欲求
3 親和欲求
2 安全欲求
1 生理的欲求
承認欲求
「親和欲求」＋「認知欲求」＝「承認欲求」。「認められたい」という気持ち。

SNSで得られる「承認」は慣れやすい

最初は…

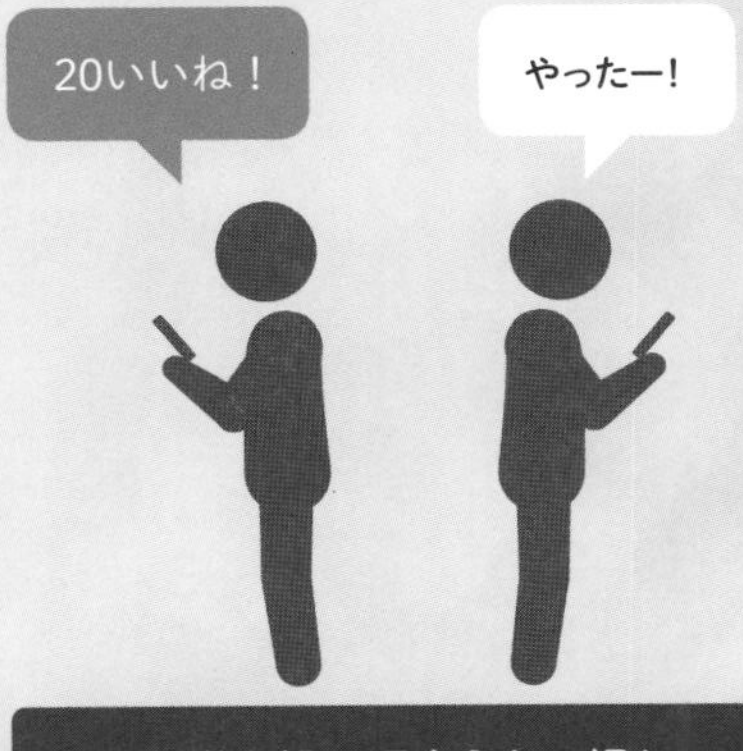
20いいね！
やったー！

慣れて物足りなくなる

20いいね！
もっと「いいね！」がほしい…

同じ刺激を繰り返すうちに慣れていき、同程度の承認では喜びを得られなくなる。

SNS依存の脅威

心も蝕《むしば》まれるSNS依存

自分の投稿に不特定多数の人から「いいね」という承認をもらうことが、大きな満足感へとつながるSNS。楽しさの反面、その中毒性の高さにも注意が必要です。SNSにのめり込んでいる人の脳には、アルコールやドラッグ依存症の人と似たような損傷が見られるといいます。「常にSNSのことが頭から離れない」「〝いいね〟やコメントの数が気になって仕方がない」「思ったような反応が得られないと焦る」。これらはSNS依存に陥るサインです。このような**サインを見過ごすとやがて心も蝕まれるように。集中力や意欲が低下したり、感情、特に喜びを感じにくくなったりなど、うつ病のような症状が表れてきます。**仕事にも日常生活にも大きな支障が出てしまうでしょう。

「もしかしてSNS依存？」と自分で気がつけるならまだ間に合います。まずはスマホやパソコンなどSNSにアクセスできるものを物理的に遠ざけ、SNSと距離を置くことです。**SNS以外のことで心が満たせるよう、目標を立てて仕事や勉強に取り組んでみましょう。**運動して気分をリフレッシュさせることも効果的です。

誰もが自由に自分を表現し、世界中の人と交流できるSNSは、人生をより豊かにしてくれるもの。その便利さや素晴らしさを純粋に楽しみ続けるために、SNSと適度な距離を保つよう心がけていくことが大切です。

現代人はSNS依存に要注意

インターネット依存症かどうかをテストできる「インターネット・アディクション・テスト」の一部を紹介します。イエスが多いと依存症の危険性が高くなります。「インターネット」を「SNS」に置き換えて、依存度をチェックしましょう。

- □ 気がつくと思っていたより、長い時間インターネットをしていることがありますか。
- □ インターネットで新しい仲間を作ることがありますか。
- □ 日々の生活の心配事から心をそらすためにインターネットで心を静めることがありますか。
- □ 次にインターネットをするときのことを考えている自分に気がつくことはありますか。
- □ 睡眠時間を削って、深夜までインターネットをすることがありますか。
- □ インターネットをする時間を減らそうとしても、できないことがありますか。

マズイと思ったら…依存から抜け出す4つの方法

こらえる

いきなり完璧にやめるのではなく、「1回だけこらえてみよう」「5分だけやめてみよう」など少しずつこらえてみる。

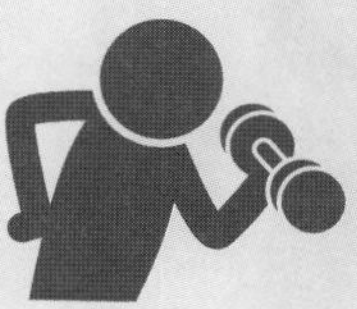

別のことで満たす

運動や仕事、勉強などプラスになることをする。「やめる」のではなく「他のもので満たす」と考えることが大切。

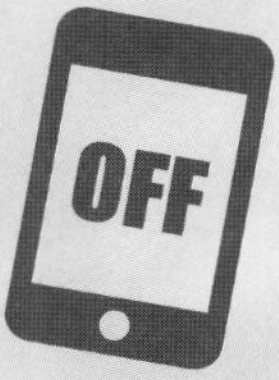

遠ざける

スマホを家に置いたまま出かける、電源を切るなど、物理的にSNSを遠ざける。

記録する

SNSを開こうとしたけれど、我慢した回数を記録する。

敏感すぎてストレスがたまりやすいのはHSPかも？

敏感であることを長所として捉えよう

近年、「HSP」という言葉が注目を集めています。HSPは「Highly Sensitive Person─非常に敏感な人─」のことで、心理学者のエイレン・N・アーロンが提唱した概念です。人間がまだ狩猟生活を送っていた遠い昔、敏感であることは獲物を狙い、敵から身を守るために欠かせない能力でした。やがて人間をとり巻く環境が安定するにつれ人間の持つ敏感さも薄れてきましたが、現代でも一部の人には敏感な気質が受け継がれています。そのような気質を持った人は、およそ5人に1人の割合で存在しているといいます。

「人の顔色や会話の内容が気になる」「匂いや音に敏感である」。このような気質を持つ人はHSPの可能性があります。HSPは物事一つひとつに敏感に反応してしまうため、ストレスをためやすく生きづらさを抱えやすいと考えられます。

しかし、**HSPであることは必ずしも欠点ではありません。敏感だからこそ周囲に細やかな目配りができ、感情移入しやすいからこそ相手の立場に立って物事を考えられるのです。**HSPの概念が広まったことで、これまで「気弱」や「内向的」と批判されてきた性質は、「気配り上手」「慎重派」など長所として受け入れられるようになってきました。**HSPであることを自分の優れた個性として認めることで、さまざまなストレスも前向きに考えられる**ようになるでしょう。

HSP(Highly Sensitive Person)とは?

HSP(Highly Sensitive Person)とは、鋭敏な感性を持っている人たちのこと。

生まれ持った気質によるもので、5人に1人の割合で存在するといわれている。

HSP 診断テスト

- □人の顔色をうかがってしまう
- □人が話している内容が気になる
- □騒音に悩まされやすい
- □すぐにビックリする
- □ニオイに敏感である
- □生活上の変化に混乱しやすい
- □いっぺんに色々なことを頼まれると混乱する
- □ドラマの登場人物に感情移入しやすい
- □美術や音楽に深く心動かされる
- □周りの人によく「敏感だね」といわれる

↓

6個以上にチェックがつくと、HSP の可能性が高い

心の壁が薄いから周囲に敏感

非 HSP の人

心の壁が厚く、周囲に人がいても特に気にならない。

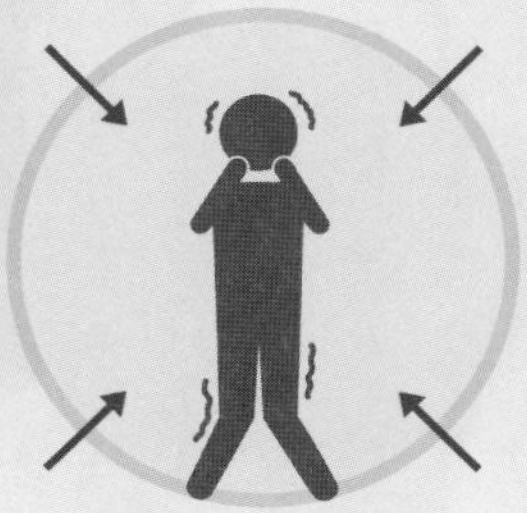

HSP の人

心の壁が薄く、周囲の人に見られている気がするなどして落ち着かない。ネガティブ思考になりやすい。

気にしすぎな性格は「認知のゆがみ」

考え方のクセを正す訓練で解決

ＨＳＰの人のなかには、周りの人の顔色を気にしすぎてストレスを抱えてしまう人が少なくないはず。上司に注意をされれば「この人は私のことが嫌いだから怒っているのではないか」、メールの返信が遅ければ「相手を怒らせるようなことを言ってしまったのではないか」などと考え、ますます萎縮してしまう人もいると思います。

このような傾向はＨＳＰの「気にしすぎ」な気質によるものですが、「認知のゆがみ」すなわち考え方のクセを正すことで解決が可能です。

具体的には、いま悩んでいることを思い浮かべて最後に「でも〜だ」という反論文を作る訓練が有効。「課長に能力が低いと思われているかもしれない。でも先日は資料の出来をほめてくれた」というふうに、自分が勝手に想像している相手の気持ちを、客観的事実によって打ち消すという方法です。**いま捉われている不安を事実に基づいて否定することで、ネガティブなイメージをポジティブな認識へと正していく**のです。この訓練を続けると考え方のクセが少しずつ修正され、事実をゆがめずに考えられるようになります。**自分の思い込みが相手への苦手意識を生み出しているのだとわかれば、どんな人にも萎縮せず自然に接することができる**ようになります。加えて、あなたの状況をよく知る信頼できる相手に話を聞いてもらうと、気持ちがさらにラクになります。

「気にしすぎ」な人の思考パターン

「気にしすぎ」な人の思考パターンは、何か出来事があったときに
「自分のせいでは!?」と意識が「自分」に向かう。

会議で自分が発言中、あくびをされた

私の話がつまらなかったのかしら…

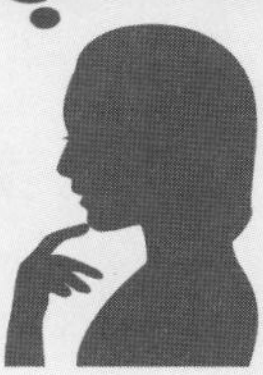

↕

気にしない人の思考

・会議って退屈よね。
・寝不足なのかな。

約束をキャンセルされた

本当は僕に会いたくなかったのでは…

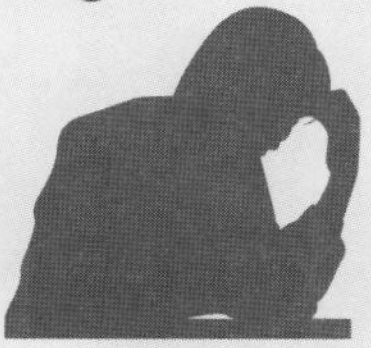

↕

気にしない人の思考

・風邪でも引いたかな。
・また都合が合うときに会おう。

すれ違った人たちが笑っていた

変な髪型だと思われたのかな…

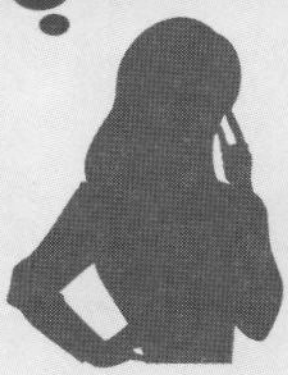

↕

気にしない人の思考

・どんな会話をしてるのかな。
・楽しいことがあったんだろうな。

「でも+事実」で反論する

ネガティブな思考にとらわれたら、「でも～だ」と客観的な事実で
反論していくことで認識を正していく。

みんな私のことを嫌っている…

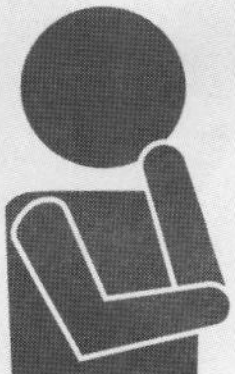

でも○○さんは私を好きだといってくれた

でも○○さんは優しく話しかけてくれる

でも○○さんは頻繁にメールをくれる

言いたいことが言えないストレスを解消するコツ

言いにくいことに「たらうれしい」を添える

言いたいことがあるのになかなか言い出せないという経験は誰にでもあるもの。HSPの人たちではその傾向が一段と強くなります。敏感な人は感受性がとても豊か。相手の立場に立ってみたり、相手の気持ちを汲んでみたりと、さまざまなことに思いをめぐらせてしまいがちです。その結果、頭のなかで思考がまとまらず、うまく言葉が出なかったり、タイミングよく言い出せなくなったりするのです。そんな人でもスムーズに話せるようになるコツは、言いたいことを絞って伝えること。**どうしても伝えたいこと1つか、言いたいことが複数ある場合も3つまでに絞って伝えるようにします。**そのために日頃から言うべきことを絞って話す練習をするとよいでしょう。

また「こう言ったら嫌われるにちがいない」という認知のゆがみにより、言いたいことを主張できなくなっているケースもあります。この場合は認知のゆがみを正すことが第一。**相手の反応を決めつけないよう意識をすることで、自分の意見も主張しやすくなります。**以上のような対策をしてもなかなか言いたいことが言えない人におすすめなのが、話の最後に「～たらうれしい」の一言をつけ加えることです。「手伝って」よりも「手伝ってもらえたらうれしい」と言ってみましょう。このほうが自分も言い出しやすいだけでなく、相手も気持ちよく聞くことができます。

HSP の人は思考がいくつも浮かびがち

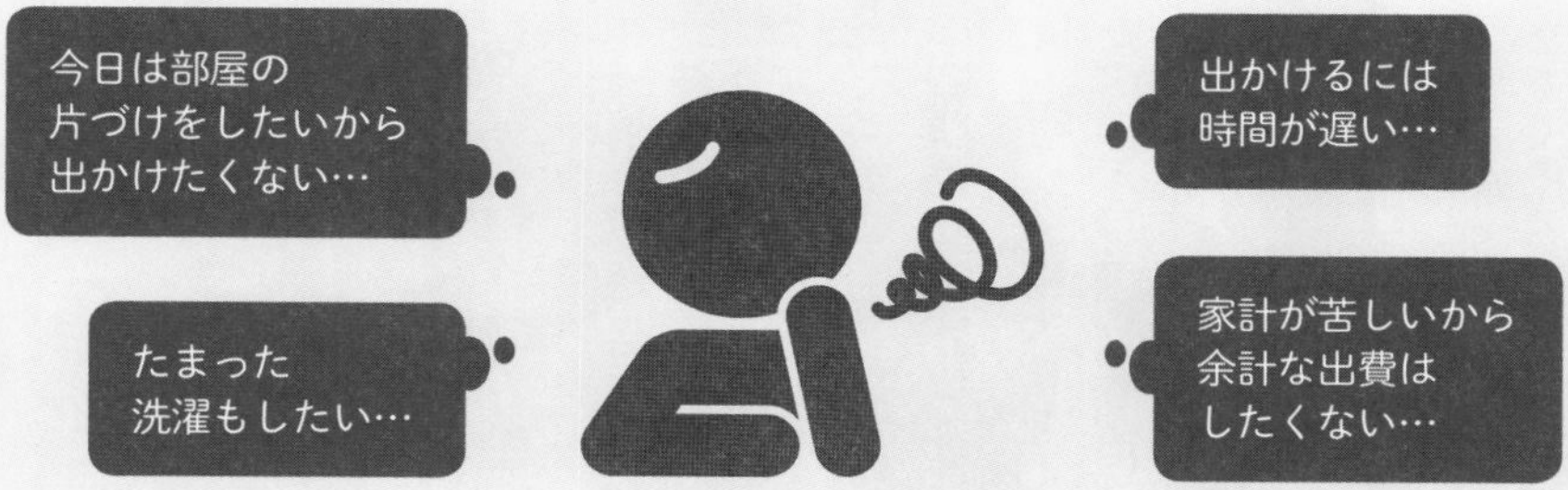
今日は部屋の
片づけをしたいから
出かけたくない…
たまった
洗濯もしたい…
出かけるには
時間が遅い…
家計が苦しいから
余計な出費は
したくない…

HSP の人は感受性が高いため、
頭の中にいくつも思考が浮かびやすい。
一度に言おうとすると意見が言えなくなる。

意見は最大3つに絞ると伝えやすい

「たらうれしい」をプラスすると角が立たない

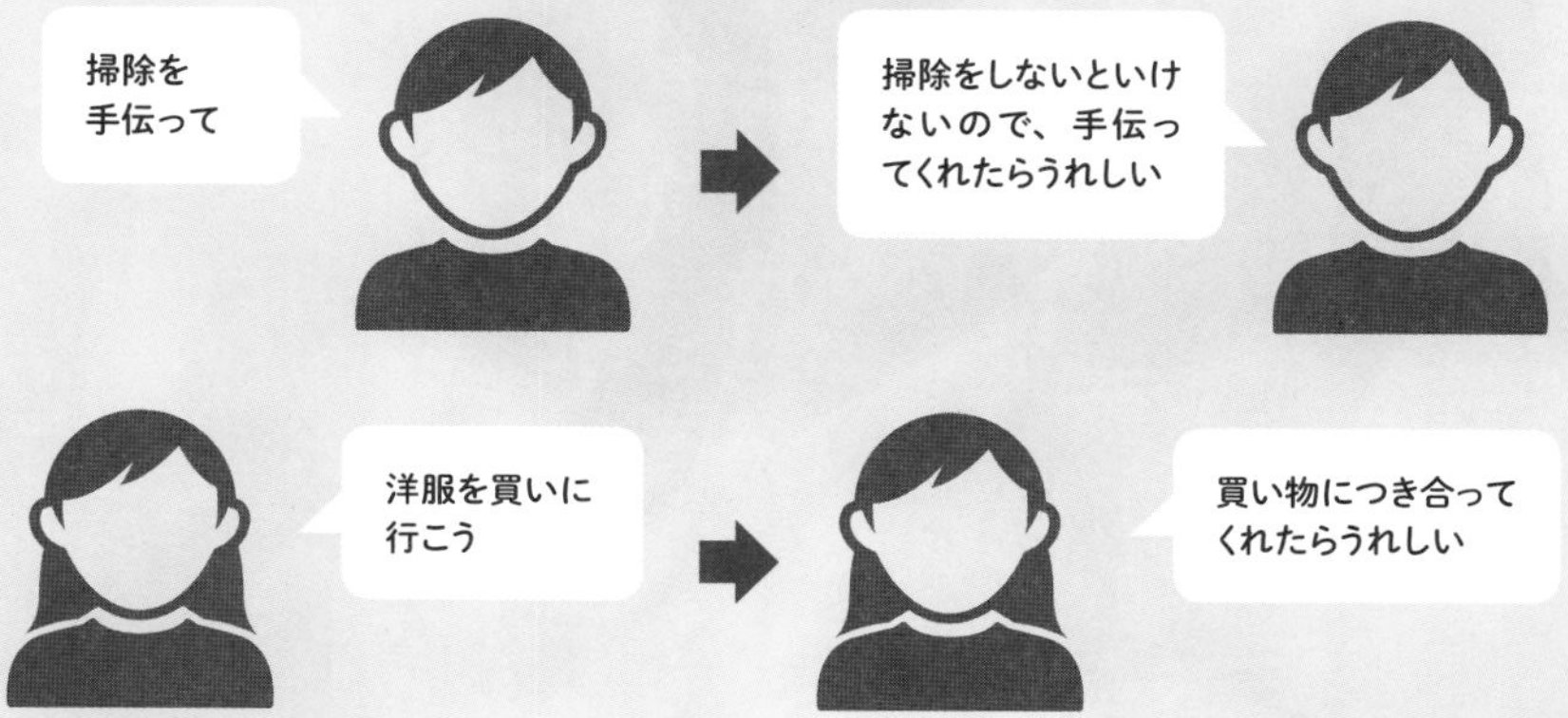
掃除を
手伝って
掃除をしないといけ
ないので、手伝っ
てくれたらうれしい
洋服を買いに
行こう
買い物につき合って
くれたらうれしい

言葉で攻撃してくる人から身を守る最強の方法

フィードバックを断って相手のやる気を削ぐ

悪口や批判をしてくる相手にはほめることが有効とお話ししました。しかし残念ながら世の中にはそんなおだてにも乗らず、あなたを標的にして攻撃をしかけてくるようなイヤな相手も存在します。特に相手の顔色をうかがってしまう敏感な人は、攻撃を受けると激しく動揺してしまいがち。相手はあなたのそんな反応を面白がり、ますます執拗に攻撃してくるようになるのです。

　このような相手への最も効果的な撃退法は「フィードバックを断つ」ことです。相手のした行動を結果として示すことをフィードバックといいます。**「人間はある行動をする際、フィードバックがあるとやる気になる」ということは実験でも証明されています。**相手の攻撃によってあなたが何かしらの反応を示せば、それが相手にとってフィードバックとなり、さらにやる気を起こさせてしまうのです。反論する、うつむく、その場を立ち去る……これらの反応はすべてフィードバックになるので絶対に避けなければいけません。**相手のやる気を削ぐには反応をしないようにすればいいのです。**

　具体的には、相手の攻撃が始まったら深呼吸をしてとにかく動揺を抑えましょう。マインドフルネス（詳しくは後述）によって呼吸に集中し、心身をリラックスさせるのです。どんな攻撃にも反応しないあなたの落ち着きぶりを見れば、相手はすっかりやる気を失ってしまうはずです。

フィードバックは相手を調子に乗らせる

フィードバックとは、行動によって起こった結果を行動した人にわかりやすく示すこと。フィードバックを得た人は「もっとやろう」という気持ちになる。

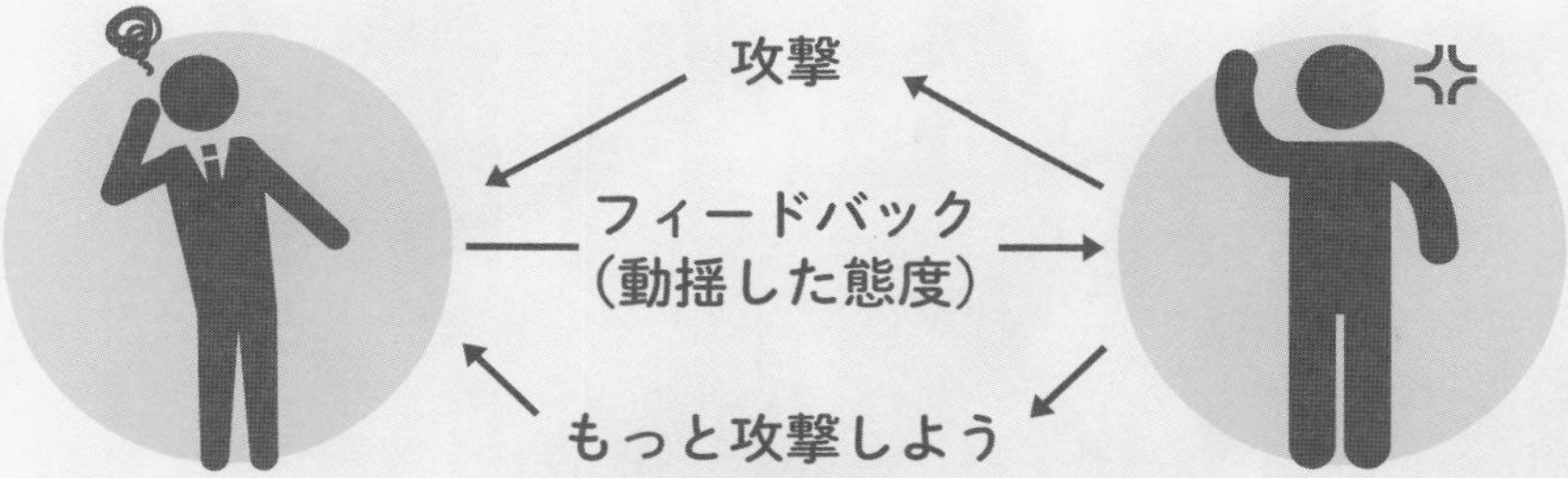
攻撃
フィードバック
（動揺した態度）
もっと攻撃しよう

落ち着いた態度で攻撃を制す

攻撃してくる相手に対しては「相手をその気にさせない外見」を作ることが大切。落ち着いた態度が相手をがっかりさせる。

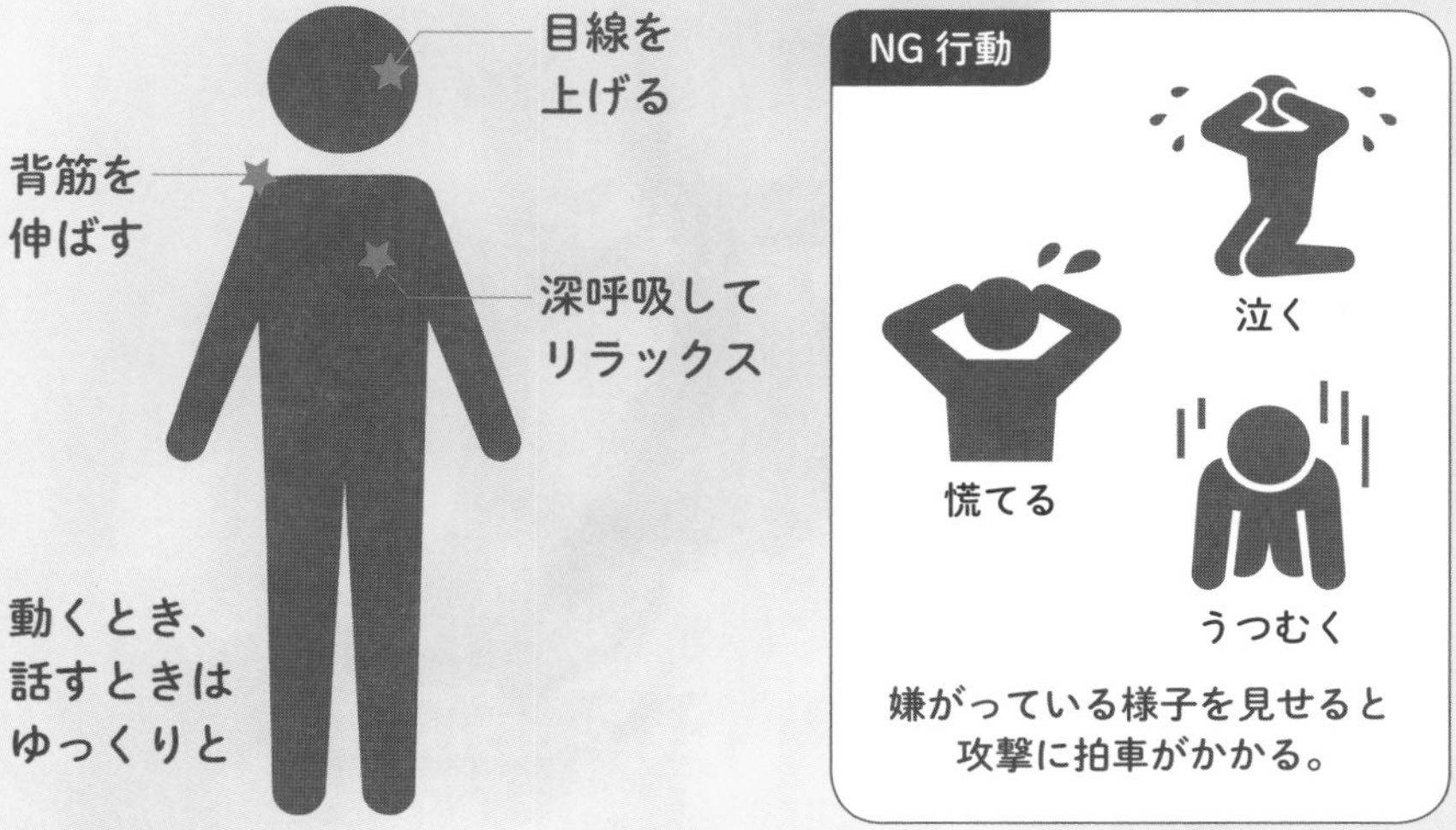
目線を
上げる
背筋を
伸ばす
深呼吸して
リラックス
動くとき、
話すときは
ゆっくりと
NG 行動
泣く
慌てる
うつむく
嫌がっている様子を見せると
攻撃に拍車がかかる。

Column

うつ状態から抜け出せないのは「ネガティブトライアングル」のせい

うつ状態にある人は偏ったものの見方や考え方をしてしまうことがあります。これを「認知のゆがみ」といいます。認知のゆがみによって「ネガティブトライアングル」という一定の思考の流れが繰り返されることがあります。

自己への否定的な考え「試験に落ちた。自分はダメな人間だ」→

世界・環境への否定的な考え「こうなったのも全部世の中のせいだ」→

将来への否定的な考え「どうせ将来もいいことなんてない」→

自己への否定的な考え「やっぱり自分はダメな人間だ」→

……というふうに否定的な考えが繰り返され、うつ状態がさらに悪化してしまいます。

ネガティブトライアングルにはまってしまったときは、次のように別の見方や考え方を探してみましょう。

「自分はダメな人間だ」→「失敗するのは自分だけじゃない」

「この先いいことなんてあるはずがない」→「先のことはわからない。いいことがあるかもしれない」

うつ状態から抜け出すには、このように否定的な見方や考え方を変え、認知のゆがみを正すことが大切なのです。

ネガティブトライアングルから抜け出せないとうつの状態が続く

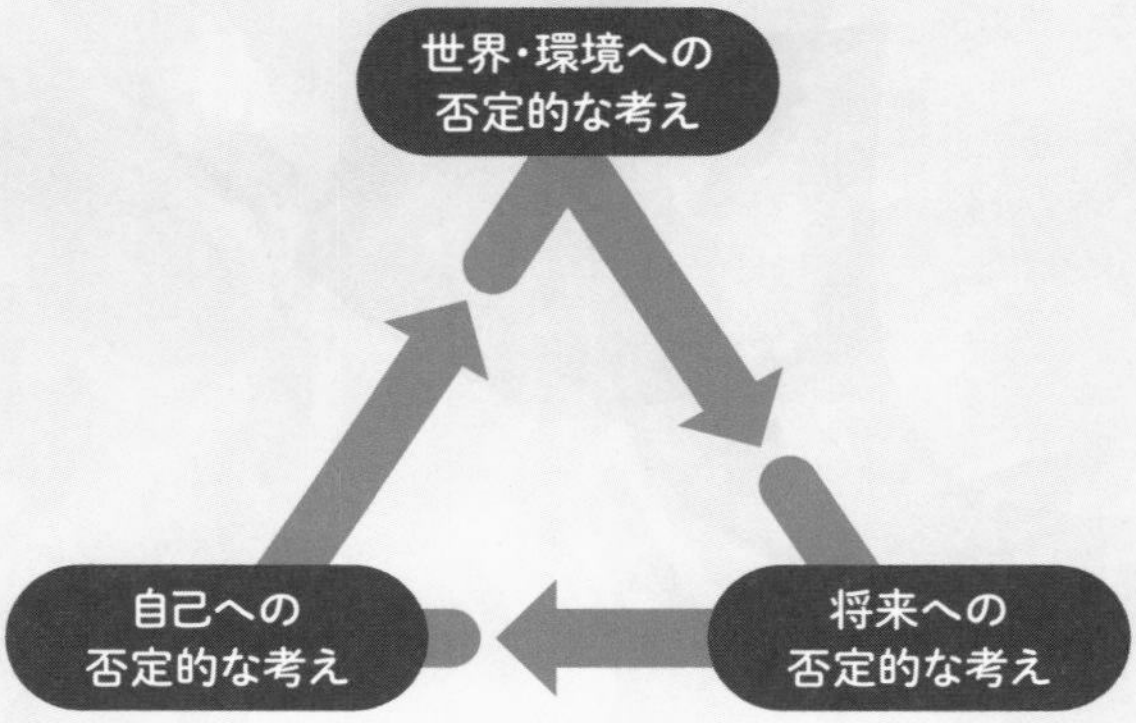

第4章

男女で違う
ストレスの感じ方

論理派の男性はストレスに弱い

問題を抱えてもうまく言語化できない

言語学的にいうと男性は論理的な思考をする人が多く、女性には感覚的な思考の傾向がある、といわれています。

男性の多くはあらかじめ頭の中で話の筋道をたて、言葉を選んで発言します。それに対して女性は論理に関係なく、感情のままに言葉を発することが多いようです。

SNSなどネットでの投稿で、女性がその場のライブな情報をアップするのも、感じたこと、思ったことをすぐに言葉にできる特性があるからでしょう。一方、男性は感情の言語化があまり得意ではないので、何か問題を抱えても人にうまく話せないことがあります。その結果、一人で悩んで精神的に追い込まれるなど、ストレスにうまく対処できない面を持っています。

男性がストレスに弱い側面をもうひとつ紹介します。男性には「いつも自分のポジションを気にする」習性があります。例えば会社という群れの中でリーダーは誰か、自分と同僚や後輩とのパワーバランスはどうかなど、常に他人と比較し、ライバルの存在を意識しているのです。

そしてこれは夫婦や恋人にもあてはまります。中にはパートナーに口げんかで負けただけでも、劣等感を抱く男性もいるほどです。他人との力関係や自分の立ち位置にナーバスな男性は、ささいなことでストレスを抱えやすいといえるでしょう。

男性は群れの中での位置を気にしがち

誰がこのグループの
リーダー？
誰が上で
誰が下？

男性は群れの中での自分の位置を気にし、常にまわりをライバルとして意識している。
この思考は男性に多いが、女性も持っている。

論理派の男性は追い込まれやすい

男性は「論理的に間違っていないか」を重視するため、悩みを言語化するのが苦手。
誰にも言えず抱え込み、限界になって自殺する可能性が高いといわれている。

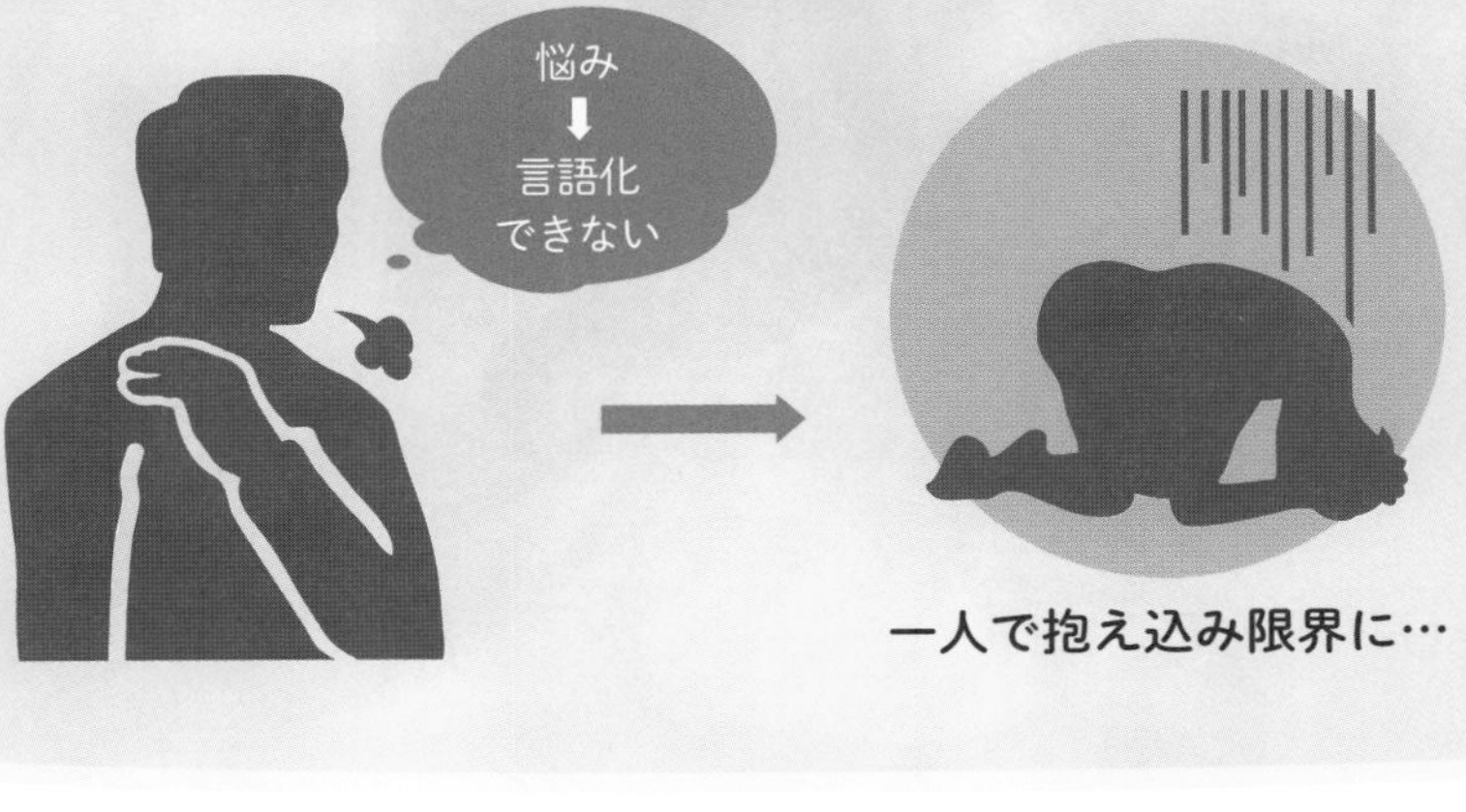
悩み
⬇
言語化
できない
一人で抱え込み限界に…

男性は「チャレンジ反応」でストレス解消

悩みや苦しみをバネにして重圧を跳ね返す

人がストレスを感じると「チャレンジ反応」か「思いやり反応」、いずれかの反応が起こるといわれています（24ページ参照）。

チャレンジ反応はストレスを抱えたとき、その反動として何かに挑戦する気持ちが湧き上がることです。例えば、ストレスの原因となった失敗から学び、次の機会にはより良い結果を得ようと努力することなどです。これは失敗というストレスを受けたことで、それを跳ね返そうとする思いが芽生えたのです。もしも失敗をしなければ、何も変わらなかったかもしれません。

このようにネガティブな出来事がきっかけとなり、その反動で大きなことを成し遂げるのを「リバウンド効果」といいます。例えば、ボールを床に落としても小さく弾むだけですが、強く投げ落とせば反動で大きく跳ね上がります。同じことがストレスを受けたときにもいえるのです。

つらいときも人に相談せず、自ら問題の解決をはかろうとするタイプが多い男性には、比較的「チャレンジ反応」が起こりやすいとされます。「何とかしなければ」という前向きな気持ちで、自分を奮い立たせているのでしょう。精神的なダメージに負けることなく、むしろそれをバネにして問題解決をはかったり、新しい世界を切り拓いたりする。こうした行動を誘発するのも、ストレスの持つすぐれた効能のひとつです。

男性は「チャレンジ反応」で次にいかす

チャレンジ反応は、ストレスを受けた反動で挑戦する気持ちが湧き上がる反応のこと。
女性に比べ男性はこの反応が起きやすい。

プレゼンで失敗
してしまった…
次はしっかり対策
して、うまく話せ
るようにしよう

実現したかったことに失敗し、ストレスを受けると…。

次は目標、目的が達成できるよう、しっかり準備しておこう

アドレナリンでやる気が UP する

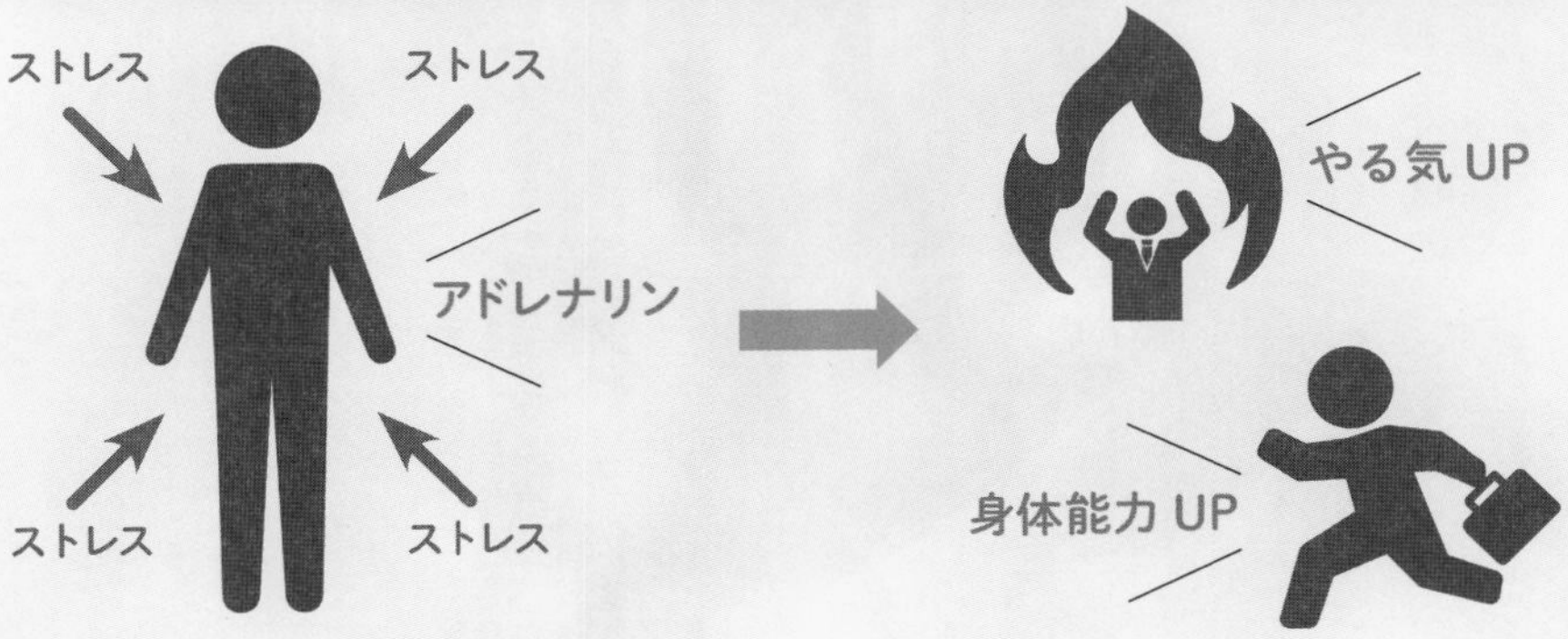
ストレス
ストレス
アドレナリン
ストレス
ストレス
やる気 UP
身体能力 UP

ストレスを受けるとホルモンの一種「アドレナリン」が放出される。
アドレナリンはやる気や集中力、身体能力を上げる作用がある。

女性は人間関係のストレスが特に多い

自分の立ち位置を築こうとする女性

人間関係がストレスの原因になることは少なくありません。特に女性は人間関係の中で、自分の立ち位置を築くことに重きを置く傾向があります。ですから誰かと軋轢《あつれき》があったり、うまく立ち位置を築けないと、ストレスを感じることが多いと考えられます。

　これはご近所づき合い、ママ友、友人間でも同じことです。仕事を持つ女性なら、上司や同僚、後輩などとの力関係や距離感を正しくはかり、そのうえで自分のポジションを見極めなければなりません。

　さらに仕事に関することでは、社会人として「仕事で成果を得る」ことが大きな目標になります。そのため「働いた結果がうまく評価されているか」といった点でも、強いストレスが生じるでしょう。このように対人関係や仕事、生活の中での不安や不満など、女性たちはさまざまなストレスに向き合っています。

　こうした**重圧を跳ねのけるには、人に気持ちを話すなどして「感情を整理すること」が大切**。それが効果的なガス抜きになります。その点女性は、前述したように感情の言語化が得意です（24ページ参照）。そのうえ、悩みや苦しみを周囲に相談することにも、男性ほど抵抗がありません。対話を通じて上手に発散できるタイプが多いので「女性はストレスに比較的強い」といえるでしょう。

女性は人間関係でストレスを感じやすい

女性は人間関係のなかで軋轢があったり、うまく立ち位置を築けなかったりすると、
ストレスを感じることが多い。

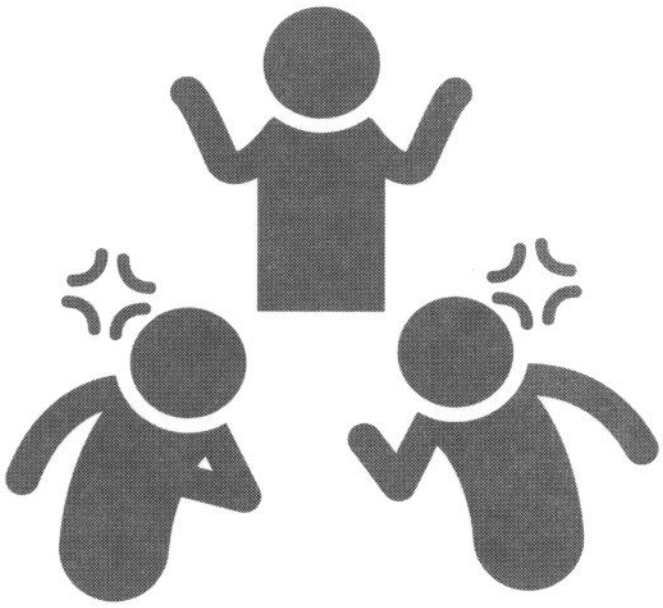

人間関係での軋轢

集団の中で他者とのもめごとがあるとストレスとして感じやすい。

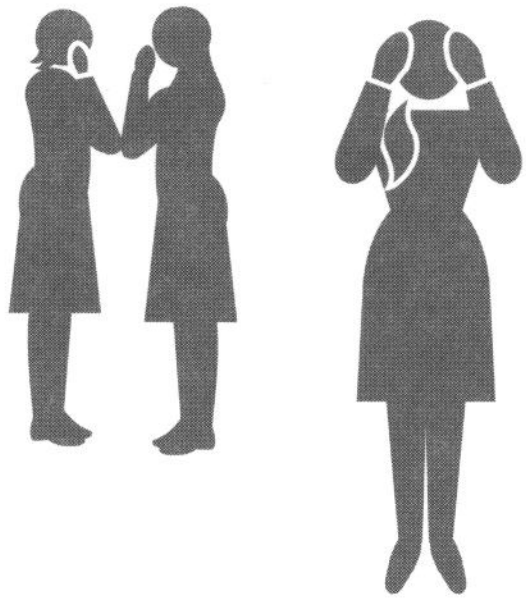

集団内での孤立

グループになじめないなど、うまく立ち位置を築けないとストレスになりやすい。

女性は男性よりストレスに強い

女性は何かあったときにすぐ周囲に相談したり、
感情の言語化が得意だったりするため、うまくストレスを発散できる。

人に話す

人に話すことで、自分の感情を整理できる。

ストレス発散

女性は男性より感情を言葉にして発散するのが得意。

女性は「思いやり反応」でストレス解消

女性は悩みや苦しみを人と共有するのが上手

前述のように（70ページ参照）、人はストレスを感じると「チャレンジ反応」か「思いやり反応」を示します。特に女性は「思いやり反応」でストレスを解消する人が目立ちます。

「思いやり反応」は、人との結びつきによって困難や危機を脱しようとするもの。そこにはストレスを感じると分泌される、オキシトシンというホルモンが関わっています。このホルモンには「人とつながり合いたい」という気持ちを高める作用があるので、悩みや不満を家族や友人に話すことで、ストレスを乗り越えようとします。

もともと女性は感情を言語化するのが得意です。さらに、心の内を人に聞いてもらうことにも抵抗がないので「思いやり反応」でストレスに対処することが多いのでしょう。

「誰かとつながりたい」という気持ちは、人を助けたり、新たな恋をしたりといった、周囲の人への思いやりや愛情というかたちでも表れます。災害で被災した人たちがお互いを労《いたわ》り、助け合う行動をとることも「思いやり反応」のひとつです。

「チャレンジ反応」と同じように「思いやり反応」も、ストレスがポジティブな思考や行動を生みます。ここからわかるのは、**ストレスは決してネガティブなものではないということ。**対処の仕方、考え方ひとつで「前向きな変化のきっかけになる」ということです。

女性は「思いやり反応」で乗り越える

思いやり反応は、人との結びつきによって危機を乗り越えようとする反応。
女性は男性に比べこの反応が起きやすい。

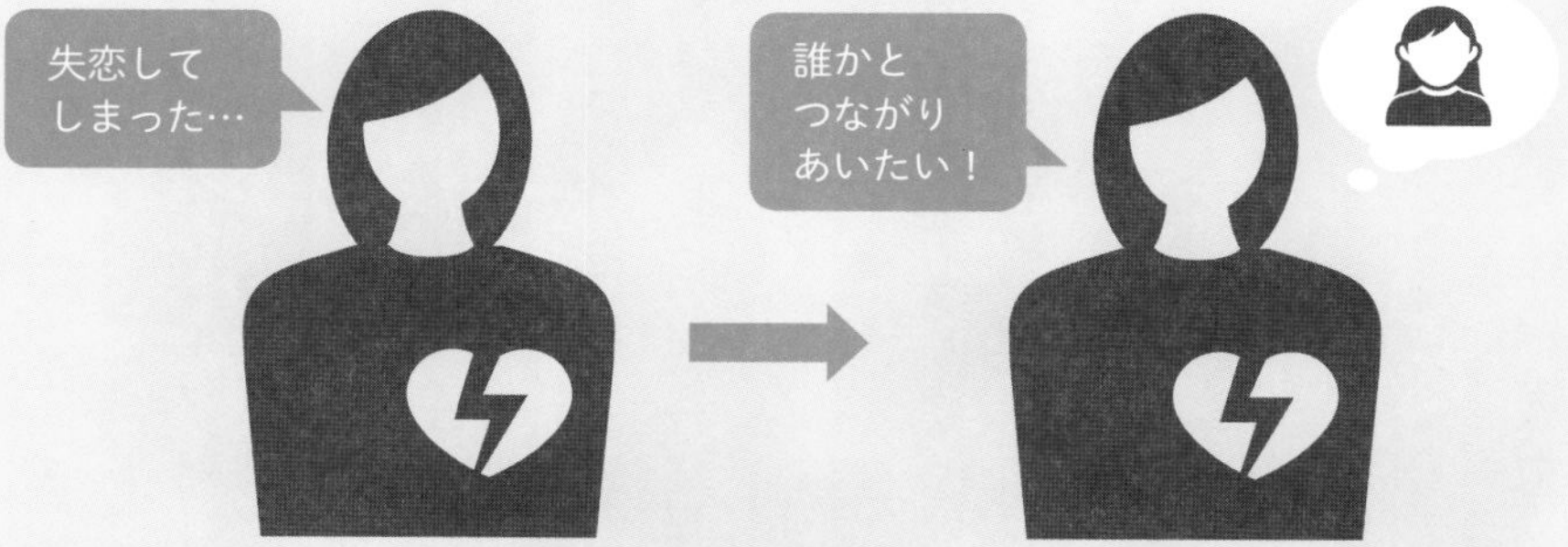
失恋して
しまった…
誰かと
つながり
あいたい！

失恋などで精神的にショックを受けるなどして、ストレスを感じると……。

誰かに話を聞いてほしくなったり、人恋しくなったりする。

オキシトシンが不安や心配をやわらげる

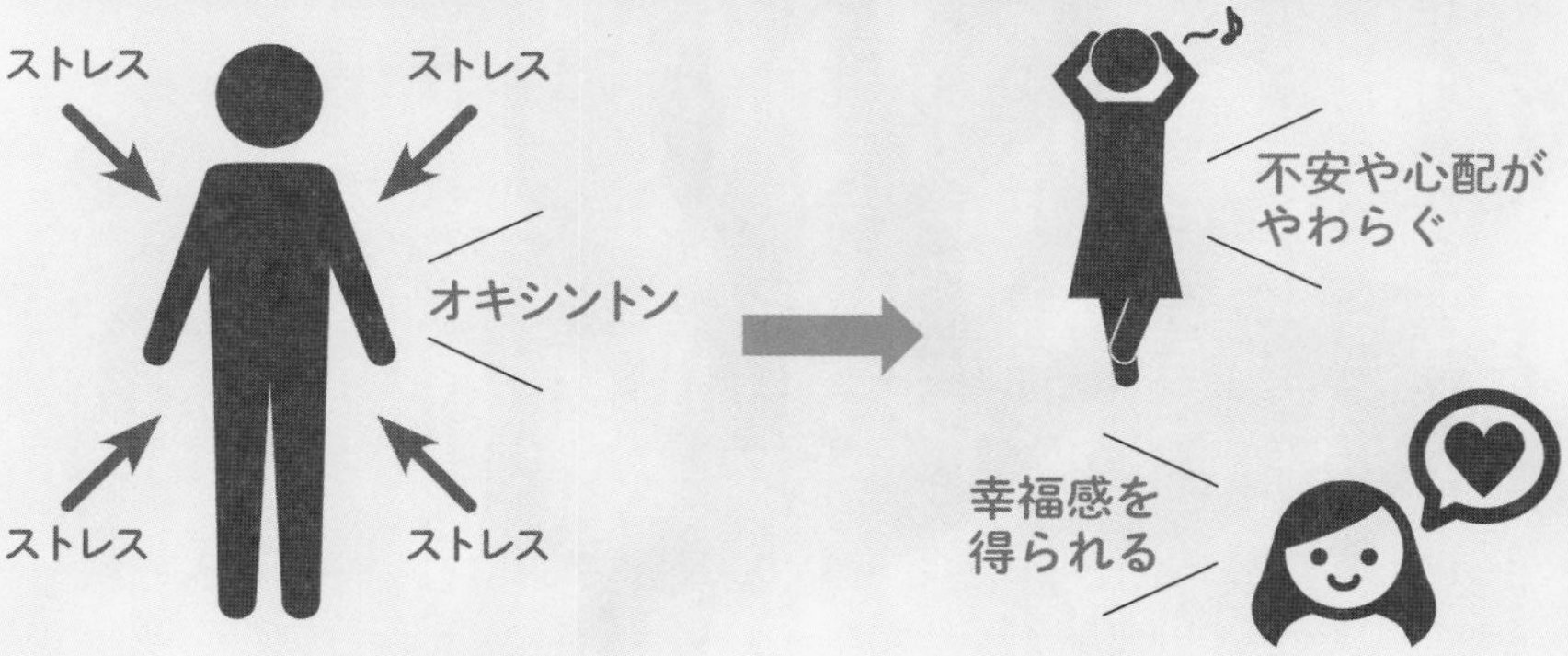
ストレス
ストレス
オキシントン
ストレス
ストレス
〜♪
不安や心配が
やわらぐ
幸福感を
得られる

ストレスを受けるとホルモンの一種「オキシトシン」が放出される。
オキシトシンは不安や心配をやわらげたり、幸福感をアップさせる作用がある。

「話せる相手」の存在がストレス発散のひけつ

しっかり話を聞いてくれる人がいれば安心

人は誰かに話を聞いてもらうことで頭の中が整理でき、感じているストレスをかなり軽減できます。しかし、パートナーのいない人は、悩みや心配ごとを話せる人が身近にいないので、どうしてもメンタルが落ち込みがちです。身内や友人といった関係にこだわらず、立場を超えて自分と向き合ってくれる存在を見つけたいものです。

ただし、話し相手は誰でもいい、というわけではありません。じっくりと話を聞いてくれ、話し手の立場に立って考え、そして共感してくれる人が理想的です。身の回りにそんな聞き上手な人がいれば、疲れた心も癒やされ、精神も安定し、ストレスの重圧からも解放されるでしょう。

これは立場が変わって、人から相談を持ち掛けられたときも同じです。こちらにできることは話を聞くこと。ひたすら聞き役にまわりましょう。何より相手の話をしっかりと聞き、共感してあげることが重要です。

その際**「大変だったね」「つらかったね」**という**労《ねぎら》いの言葉をかけてあげると、相手の気持ちが軽くなります。**共感の気持ちを表すこの2つの言葉は、私たち心療内科医もよく使う黄金フレーズなので、ぜひ覚えておいてください。なお、話を聞いて「あなたも良くない」など、**話し手を責めるような言葉をかけることは厳禁。**相手を追い詰め、さらなるストレスを与えてしまいます。ご注意を。

人に話を聞いてもらう

人間は誰かに話を聞いてもらうことで頭の中を整理し、ストレスを軽減することができる。話を聞いてくれるパートナーがいる人は、病みにくい傾向がある。

大変だったね
つらかったね

聞く人はなるべく意見をいわず、とにかく共感することが大切。

会社で上司にひどいことをいわれた！
あのいい方はひどい！
周りの人も傍観しているだけだった

人に話すことで心が整理され「自分も気をつけるべきところがあったかもしれない」「明日からまたがんばろう」など前向きに思えるようになる。

何でも話せる相手を見つける

誰かに話したり、共感してもらったりするだけでストレスは軽減する。特に一人になる時間が多い人は、何でも話せる人を見つけよう。

家族

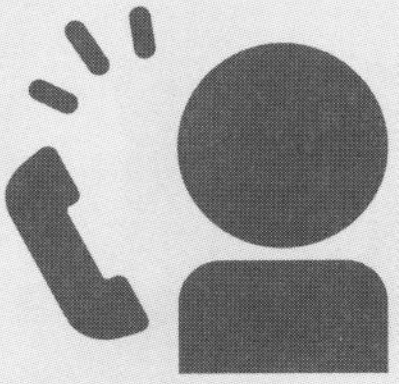

家族に電話をするなどし、家族との絆を大切にする。

SNS

SNS で何でも話せる相手を見つける。

友達作り

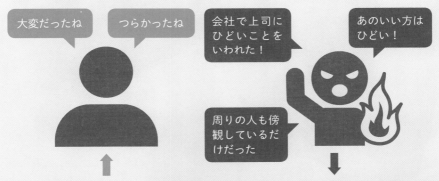

趣味などを通じて新しく友達を作る。

相手の行動にイライラしたら「状況」のせいにしてみる

「性格のせい」ではなく「状況のせい」と考える

人間には他人の行動の原因を「状況のせい」ではなく「性格のせい」にする傾向があります。みなさんも人が遅刻をしたり、約束を守らなかったりすると「だらしがない」とか「不誠実な人だ」などと思い、相手の性格のせいにしてイライラしたことはないでしょうか。そうせざるを得ない理由が相手にあったとしても、実際はなかなかそちらへと思考が至らないのです。このような人間の心理は、多くの心理学者によって行われた実験でも実証されています。

　そして、こうした思考は家族や夫婦、恋人など、つき合いの深い間柄では特に顕著になります。例えばパートナーがこちらの頼んだ用事を忘れると「いつもボーッとしているからだ」など、性格のせいにして苛立ちます。これは近しい関係ゆえに感情的になり、無意識のストレスをぶつけてしまうからです。

　人の行動にイライラしたときは、相手の置かれた環境を思い描いてみましょう。例えば、1日の生活パターンや役割などを冷静に確認します。もしくは「自分が同じ状況ならどうなるか」、相手の立場になってイメージするのです。そうすると、必ずしも性格が原因ではなく、状況に応じて行動した結果ということがわかるはずです。「これなら仕方ない」、そう納得できれば心も軽くなり、むやみにイライラすることも少なくなるはずです。

親しい相手ほど「性格のせい」にしてしまう

人間は人の行動の原因を「状況」ではなく「性格」に求めやすい。
夫婦や恋人、家族など関係が近くなるほど無意識のストレスを
相手にぶつけ「性格のせい」にしがち。

恋人の場合

仕事を
辞めました
いつもサボる性格
なんだから！

友人の場合

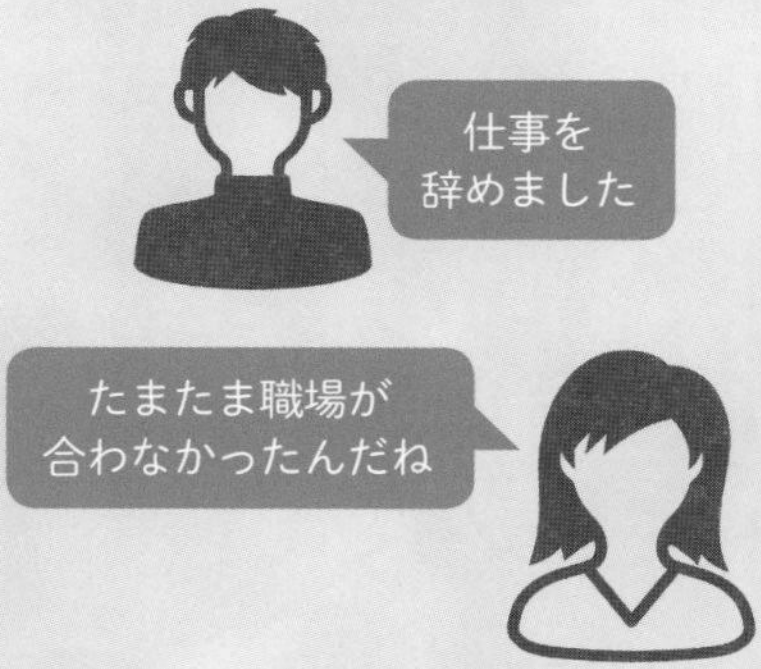
仕事を
辞めました
たまたま職場が
合わなかったんだね

相手の立場をイメージすることが大切

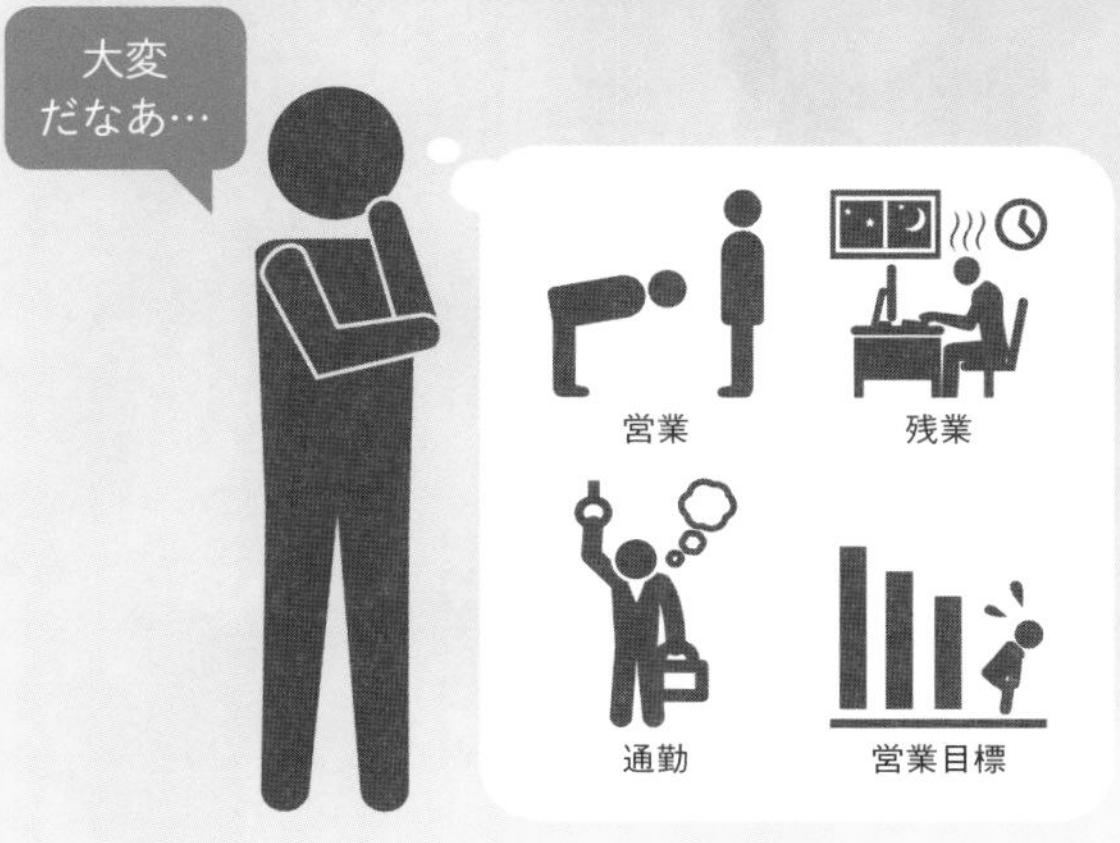
大変
だなあ…
営業
残業
通勤
営業目標

イメージすることで…
「状況によるもの」と
判断することが増える。

夫婦関係を好転させ「コロナ離婚」を防ぐ

相手から「してもらったこと」を心に留める

新型コロナウイルスの影響で在宅時間が増えたことにより、夫婦関係に溝ができ、離婚や別居を考えたという人も多いのではないでしょうか。

心理学では「好意の返報性」という原理があります。これを端的にいえば**「自分が好意を示せば、相手も好意を返してくれる」**ということです。しかし、好意が、必ずしも相手に伝わるとは限りません。夫婦間で「私はこれだけやっているのに、あなたは何もしてくれない」といった不満が噴出するのはその一例です。こういった一方通行の好意がつのると、良好な関係性を築けなくなります。

アメリカの心理学者トラフィモウ・アーメンダリッツらが行った実験で、学生４００人に「人にしてあげた親切な行動」と「人にしてもらった親切な行動」を書き出させたところ、前者が後者の35倍もの数にのぼりました。これは人に施すことは、心地よい経験として強く心に残るのに対し、人から受ける親切は、借りができるような心理が働き、無意識に忘れてしまう傾向が強いことを表しています。つまり「自分ばかり損をしている」といった感情を抱いている人も、じつは相手から受けた好意を忘れているだけかもしれません。こうした行き違いを解消するには**「してあげたこと（好意）」よりも「してもらったこと（感謝）」を心に留めるようにすることです。「好意と感謝の好循環」が築ければ、夫婦の絆も深まっていくでしょう。**

「してあげた」ほうを35倍覚えている

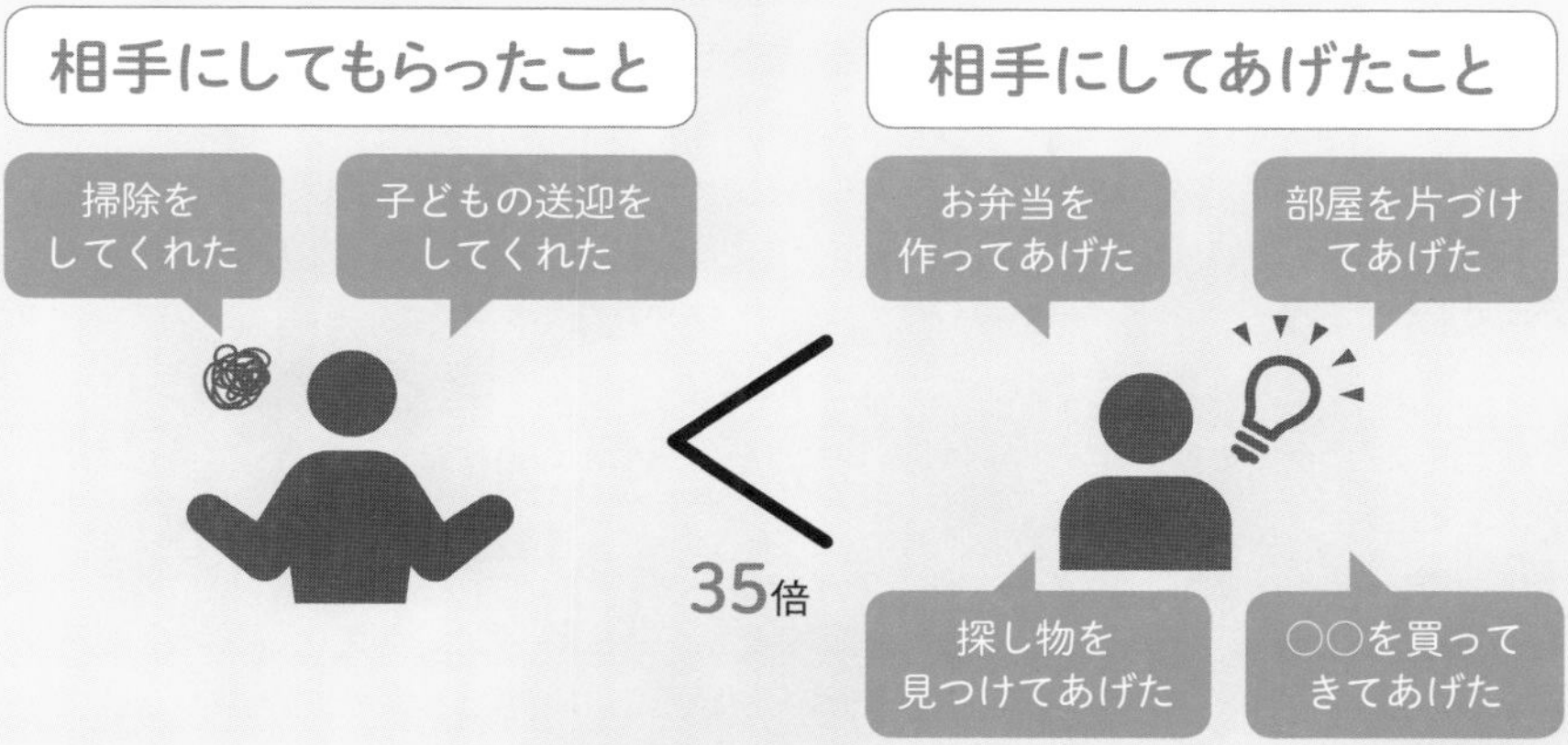
相手にしてもらったこと
掃除を
してくれた
子どもの送迎を
してくれた
35倍
相手にしてあげたこと
お弁当を
作ってあげた
部屋を片づけ
てあげた
探し物を
見つけてあげた
○○を買って
きてあげた

人間は「人にしてもらった親切な行動」より、
「人にしてあげた親切な行動」を35倍多く覚えている。

「好意と感謝の好循環」が夫婦円満のひけつ

夫婦関係を円満に保つためには、好意（してあげたこと）よりも、
感謝（してもらったこと）を心に留めることが大切。

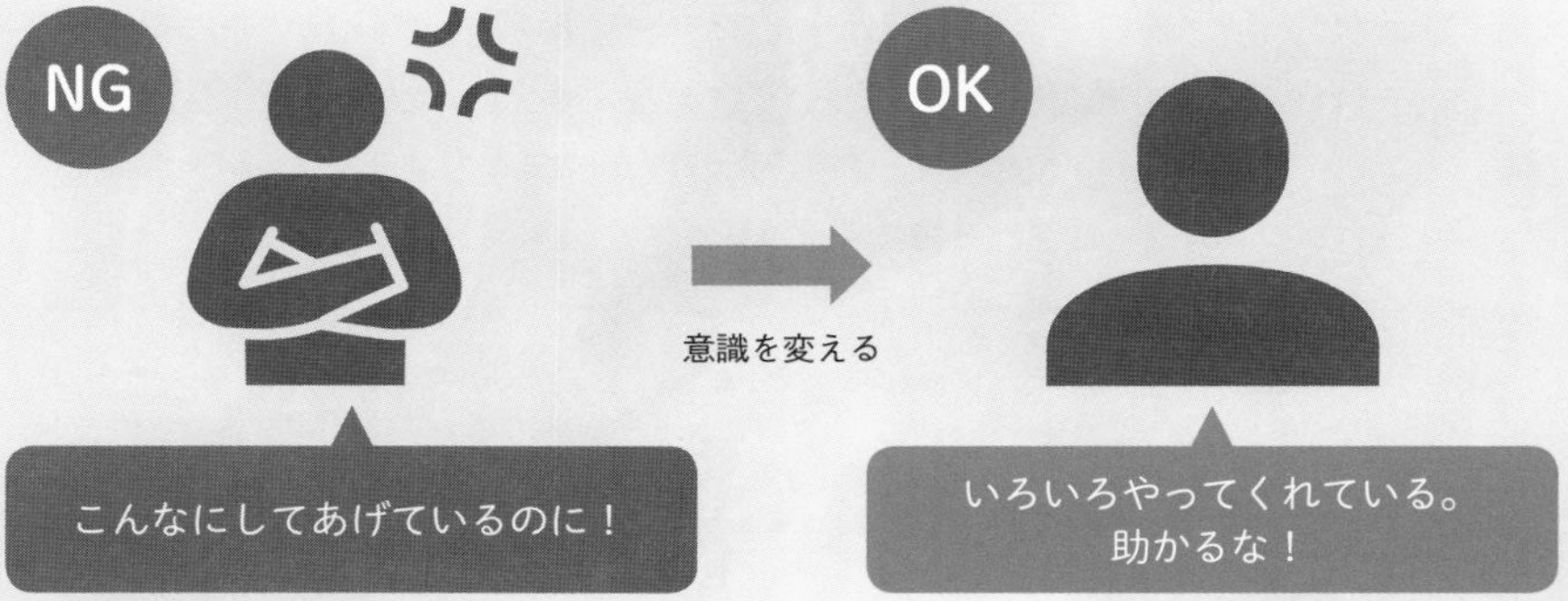
NG
こんなにしてあげているのに！
意識を変える
OK
いろいろやってくれている。
助かるな！

Column

離婚の可能性がわかる心理テスト「プリペア」

人間は「自分と親しい人は同じ考えを持っている」という心理になるとされています。

しかし、実際はどんなに近しい間柄でも、すべての考えが同じになることなどありえません。そのため恋人や夫婦の間で意見のズレがあったときに「こんな人だとは思わなかった」とショックを受け、関係がこじれたり、最悪は離婚に至るようなケースになりかねないのです。

そんな思い違いを少なくするために、うってつけの心理テストがあります。その名も「プリペア」。このテストは、結婚したカップルが3年以内に離婚するかどうかを、約85%の確率で予測できるといわれています。実際は125の質問項目がありますが、ここでは代表的な13の質問にしぼって紹介します。

QUESTION —— 未婚者も既婚者もパートナーのことを思い描きながら「どちらかといえばYESかNOか」で答えてください。

1. **パートナーの行動にイライラすることがある**
2. **パートナーはよく何かに怒っている**
3. **パートナーがよく嫉妬をしてくる**
4. **よくパートナーの浮気を心配してしまう**
5. **パートナーとよく口げんかをする**
6. **自分とパートナーの、休日の趣味に違いがある**
7. **結婚後の収入など、金銭面について不安がある**
8. **自分の親戚や友人に、自分たちの結婚を心配している人がいる**
9. **パートナーの親戚や友人に、あまり好きではない人がいる**
10. **子どもを何人持ちたいかについて、意見が一致していない**
11. **子どもの教育やしつけについて意見が一致していない**
12. **パートナーが性的なことを拒否したり、強制したりすることがある**
13. **パートナーと性的な趣味が違う気がする**

13の質問のうち7つ以上がYESなら、その結婚は「要注意」といえ、YESの数が多いほど離婚率が上がる可能性があります。ただし、このテストの主目的は、これをきっかけに二人の間の問題点に気づくことです。そしてその課題を結婚前、または結婚後に、二人で話し合いながら問題解決をはかることに意味があります。テストをひとつの機会として、あらためて相手と正面から向き合うチャンスができればそれも収穫といえそうです。

第5章

ストレスに負けない生活習慣

早めのご褒美でストレス回避！

頑張りすぎる人こそ「心のよりどころ」を持つ

ストレスをためない人に共通しているのは、趣味や息抜きなど、心から楽しめるもの、ふとした安らぎの時間を持っていることです。それは言い換えれば「心の避難場所」のようなもの。重くのしかかる現実から逃避して、心を遊ばせることでストレスを解消しているのです。

読書をする、音楽を聴く、お気に入りのカフェへ行く、友人に会う、ペットと遊ぶなど「これさえあれば」というものを1つか2つ用意できれば理想的です。対象は人でも物でも、どこかの場所でも構いません。ただし、依存しやすいものは避けましょう。飲酒や喫煙、ギャンブル、SNSへの投稿など、のめりこむと悪影響のあるものは、心が不安定になりやすいのでおすすめできません。

大切なことは、こうした**「心のよりどころ」を元気なときに用意しておくこと。落ち込んでからでは間に合いません。**そしてただ漠然と頭で考えるだけでなく、**スマートフォンや手帳などに記録し、いつでもすぐ見られるようにしておきます。**

そして「気持ちがへこみそうだな」と感じたら、燃料切れになる前に避難します。疲れ切ってからではリカバリーが大変です。「まだ大丈夫かな？」くらいのタイミングで心のエネルギーを補給すれば、少ないエネルギーで大きな効果が得られます。ついがんばってしまう人ほど、早めのご褒美で心を解きほぐしてあげてください。

息抜き方法をリストアップしておく

自分にとって息抜きになるものをリストアップし、
スマホやメモ帳に記録しておこう。

息抜きリスト

- お気に入りのレストランで食事
- チーズケーキを食べる
- 温泉に行く
- 漫画を読む
- ドラマを見る
- 音楽を聴く
- 美術館に行く
- ミステリー小説を読む

× NG

- お酒を飲む
- タバコを吸う
- 終わりのないゲーム
- SNSへの投稿

心の依存につながりやすい
趣味や行為は避ける

息抜きは燃料切れになる前に

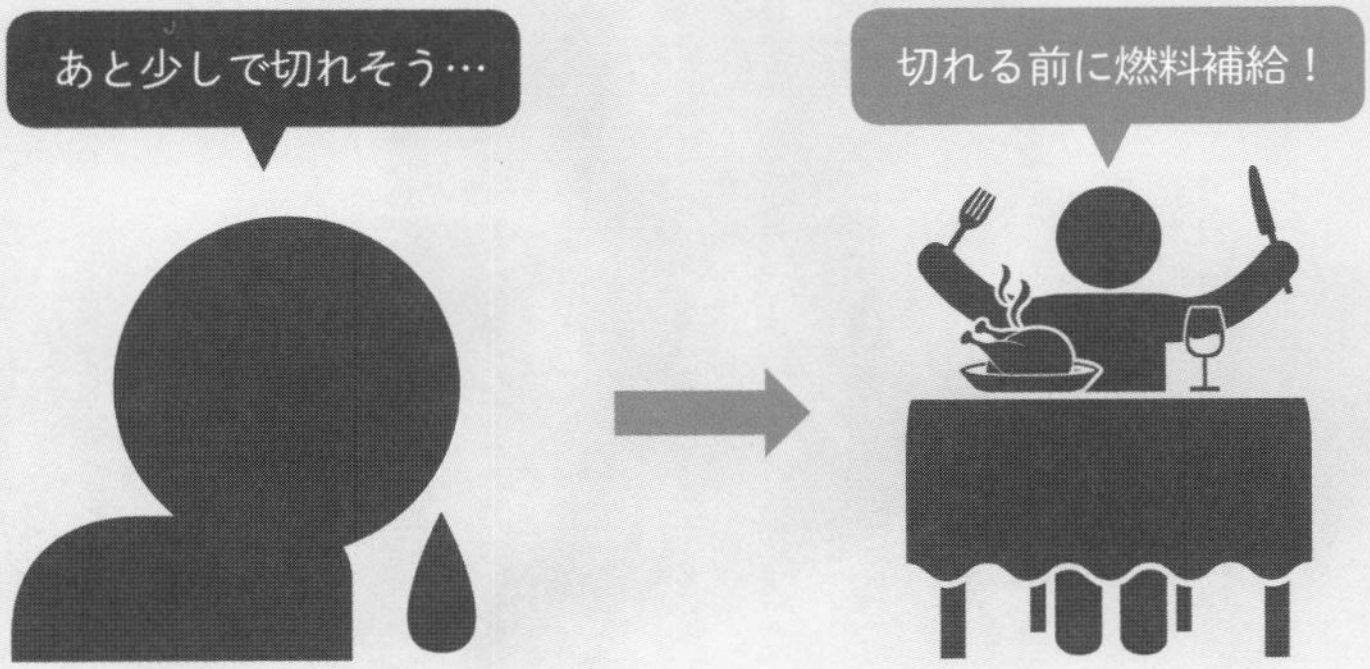

心のエネルギーは早めに補給することが大切。「まだ大丈夫」「疲れていない」
くらいのほうが「本当にダメだ」と思ってから補給するより少量で済み、効率的。

とにかく日光を浴びるのが重要

カギを握るのは神経伝達物質のセロトニン

医学的には、日照時間とうつ病との間には密接な関係があるとされ「日常的に日光を浴びている人は、そうでない人に比べてうつ病の発症率が低い」と考えられています。

左のページで紹介しているように、総務省が発表した国別の自殺死亡率調査を見ると、日本と同じか、さらに高緯度にある、日照時間の短い国で自殺の多いことがわかります。これだけで「日照時間が短いとうつ病による自殺が多い」とは断言できませんが、少なくとも緯度の高さと自殺に、何らかの関係があることはうかがえそうです。

そもそも、どうして日光を浴びる時間が少ないとうつになるのでしょうか。そのカギを握るのは、セロトニンと呼ばれる脳内の神経伝達物質です。**セロトニンには心のバランスを整える、精神安定剤のような作用があります。ですからこの物質が不足すると、ストレスやイライラ感が募り、不眠やうつの症状が見られるようになるのです。**

このセロトニンの働きを活性化するには、日光を浴びることが大切。太陽の光が網膜を刺激することで分泌が促されます。つまり、日照時間が短く日光を浴びる時間が少なければ、セロトニンの分泌量も減り、うつを発症するリスクも高まるわけです。1日30分ほど日光を浴びることで、セロトニンによるストレスの軽減やうつ予防の効果があるとされています。

世界の自殺死亡率調査上位10カ国

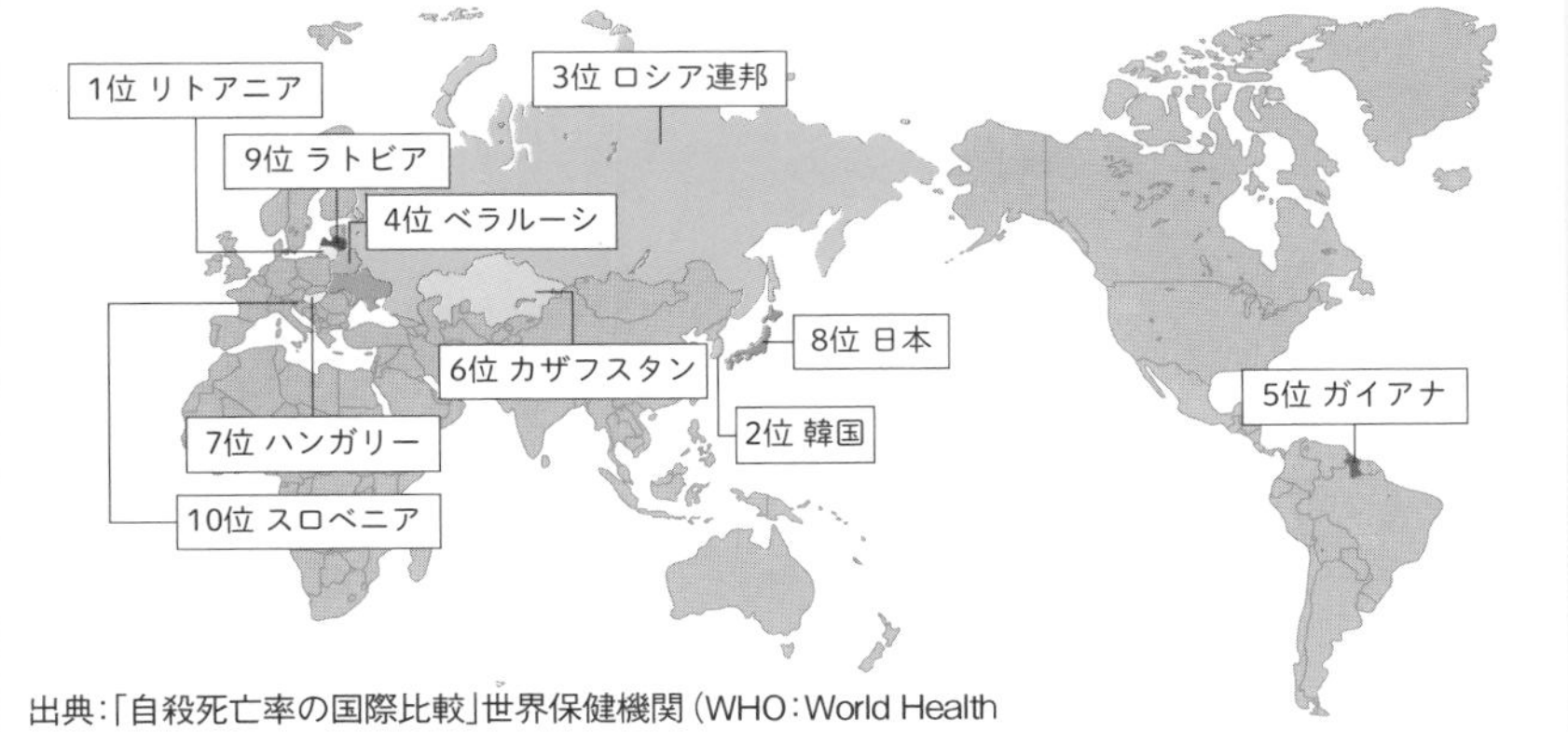
1位 リトアニア
3位 ロシア連邦
9位 ラトビア
4位 ベラルーシ
8位 日本
6位 カザフスタン
5位 ガイアナ
2位 韓国
7位 ハンガリー
10位 スロベニア

出典:「自殺死亡率の国際比較」世界保健機関(WHO:World Health Organization)の資料に基づき総務省が作成

5位のガイアナ以外は日本と同等、もしくはさらに高緯度で日照時間が短い国ばかり。

日光浴でセロトニン分泌量 UP

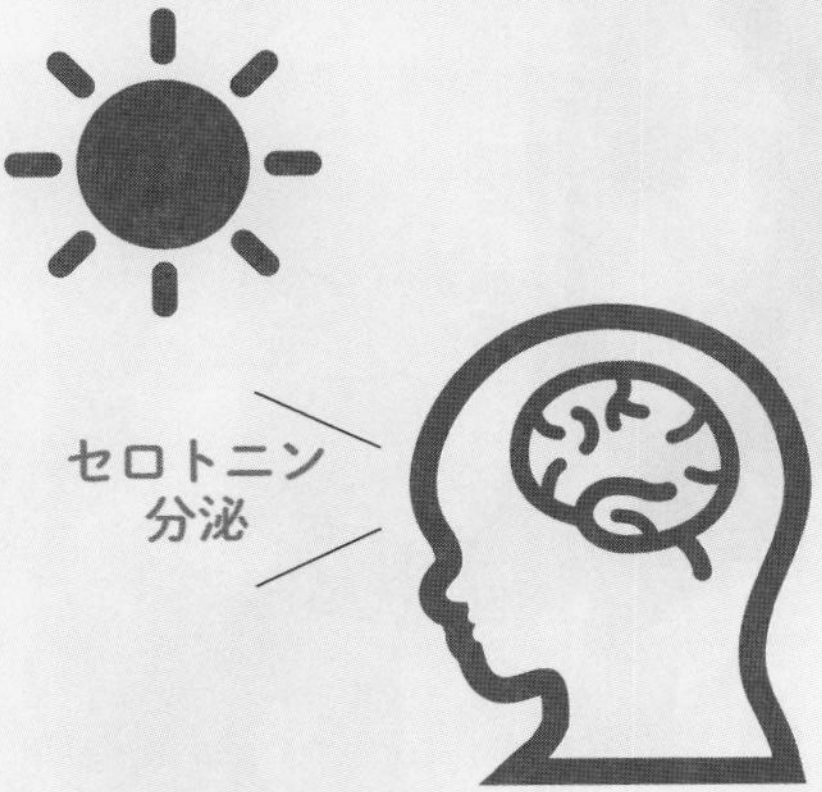
セロトニン
分泌

セロトニンの働き

- 精神を安定させる
- 脳を活発に働かせる

↓ 不足すると…

- ストレスがたまりやすくなる
- 攻撃性が高まる
- 不眠やうつ、パニック障害などの精神症状を引き起こす

睡眠時間は短くても、健康に害はなし

「短時間睡眠は健康に悪い」は誤解

睡眠時間にこだわるあまり、かえってそれがストレスとなって苦しむ人がいます。みなさんも「7時間寝る人は長生きする」とか「8時間睡眠が理想的」といった言葉をどこかで聞いたことがあるのではないでしょうか。

しかし、よく耳にする「7時間睡眠」は、じつは根拠のない神話なのです。一人ひとりの生活形態や健康状態、持病の有無など、状態はさまざまです。それを一概に「7時間睡眠がいい」とはいえないはずです。ですから「睡眠時間が短い＝健康に悪い」というのはまったくの誤解で、睡眠時間にこだわる必要はありません。

実際に私の睡眠時間は1日に2時間から4時間ほどですが、健康面の問題はありませんし、仕事も支障なく続けています。ただし、私はパワーナップ（積極的仮眠）と呼ばれる昼間の短時間仮眠を実践しています。いわば10分ほどのお昼寝です。**昼間の短時間の仮眠は脳の機能を向上させ、判断力や集中力が上がり、やる気が出るなど効果があ**るとされています。グーグルやアップルなど、世界的な企業も社員に推奨しているとか。

座ったまま背もたれに寄りかかったり、デスクに突っ伏してでもOKです。10分から20分の仮眠をとるだけで、気分もスッキリ、リフレッシュされ、その後の活動も気力が湧いてきます。みなさんも一度、試してみてはいかがですか。

「7時間睡眠がベスト」は根拠なし

よく「7時間睡眠がベスト」といわれますが、根拠となるデータはない。
「睡眠時間が短い＝健康に悪い」とはいえないので、
眠くなければ無理に寝る必要はないと言える。

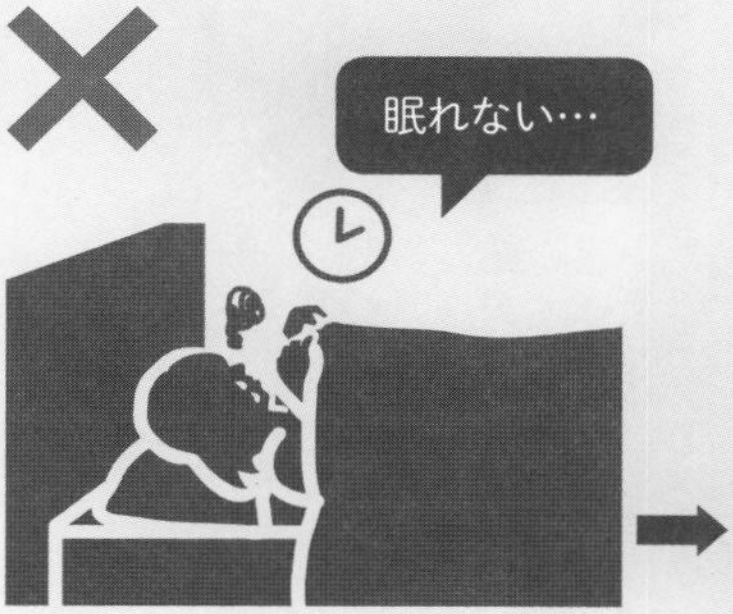

「眠らないと不健康になる」との誤解がストレスを生む。

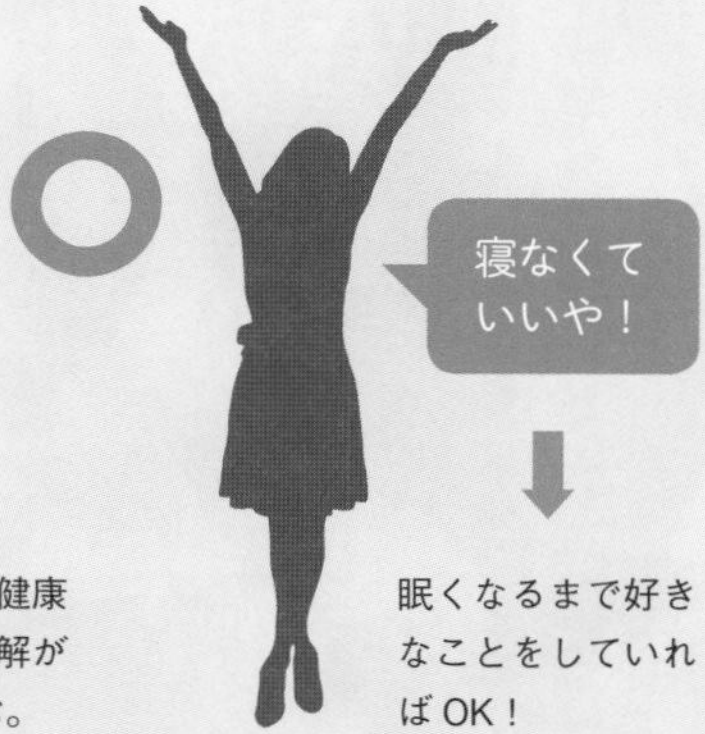

眠くなるまで好きなことをしていればOK！

パワーナップ（積極的仮眠）のやり方

光をさえぎる

アイマスクをつけたり、暗い場所に移動したりして、光をさえぎると睡眠の質が上がる。

横にならない

机に突っ伏したり、背もたれに寄りかかったりして眠るのがベスト。横にならないことで、首にある交感神経節が刺激され深い眠りに落ちるのを防ぐ。

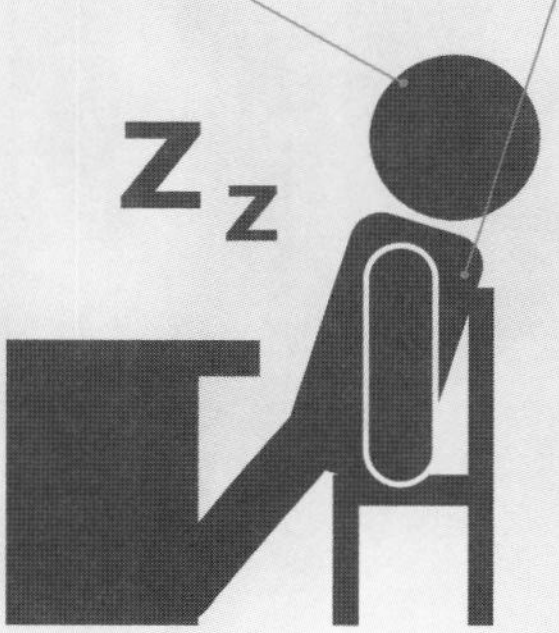

カフェインを摂取

カフェインの覚醒効果は飲んでから約20～30分後に表れるため、眠る直前にコーヒーや紅茶、緑茶などを飲むとスッキリ目覚められる。

20分前後で起きる

アラームを設定して、睡眠時間は20分前後の短時間に。深い眠りに到達してしまうと寝覚めが悪くなる。

お酒やタバコは新たなストレスを生む元凶

依存することは新たなストレスを背負うこと

「お酒を飲むと心のモヤモヤが吹き飛ぶ」「タバコだけが気分転換の手段」、こんな形でストレスに対処している人も多いのではないでしょうか。適量ならお酒やタバコも精神面で良い影響があると考えがちですが、飲酒や喫煙をしなくてもストレスフリーの人がいることから、それが単なる思い込みであることがわかります。

ストレスを感じてお酒を飲むことで「お酒が飲みたい」というストレスは解消されますが、もともとのストレスの原因となっている問題はひとつも解決されません。「あ～スッキリした」と感じるのは錯覚で、酔いがさめれば何も変わっていない現実に引き戻されます。

お酒やタバコで解消できるストレスはただひとつ。お酒やタバコが切れた時に感じるストレスだけなのです。そもそもお酒やタバコに依存して、ストレスを解消しようとすること自体が「お酒がないと気が休まらない」「タバコが切れるとイライラする」といった、新たなストレスを背負う元凶になってしまいます。

こうしたストレス解消のための依存が新たなストレス生む図式は、アルコールやニコチンだけではありません。インターネットやギャンブル、ゲームなどにもいえることです。**ストレスを解消するなら「ハマるもの」は避け、依存度の低い楽しみを見つけるようにしましょう。**

依存が新たなストレスを生む

酒を飲んでいないとき

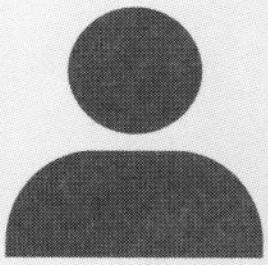

- 健康
- 家族
- 恋愛
- 仕事

ストレス内訳

酒を飲んだとき

- 酒
- 健康
- 家族
- 恋愛
- 仕事

ストレス内訳

酒が切れたとき

- 酒
- 健康
- 家族
- 恋愛
- 仕事

ストレス内訳

酒を飲んだりタバコを吸ったりすることはストレス解消になるどころか、
新たなストレスを背負うことになる。

「錯覚」と気づくのが脱依存の最善策

依存から抜け出すときにとれる方法は3つあるが、精神論では難しく、物理的隔離では欲求そのものからは抜け出せない。欲求を減らす最良の手段はストレスの元凶は依存だという「真実」を理解すること。

① 精神論

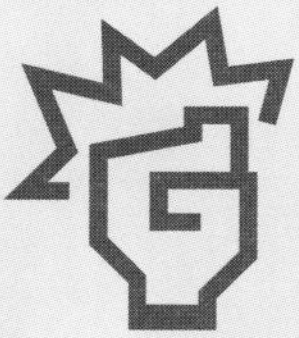

「気合でやめよう」という決心は非常に弱く、時間が経つと再開する可能性が高まる。

×

② 物理的隔離

やめたいものを物理的に手に入らないようにする方法。欲求は消えないので苦しみが続く。

△

③ 真実の理解

「依存でストレスは減らず、むしろストレスの元凶になる」と気づき欲求を減らす方法。

◎

自信がみなぎる最強ポーズ&呼吸法

心を安定させるマインドフルネスの深呼吸

背筋がピンとした立ち姿の美しい人は、どこか凛として堂々とした印象を与えます。これは見た目だけのことではなく、実際に胸を張った姿勢をとることで、人は自信が湧いてくるのです。

スペイン・マドリード大学の心理学者パブロ・ブリロンは、学生たちを「良い姿勢」と「悪い姿勢」のグループに分けたうえで、将来の仕事や人生についての質問をしました。その結果「背筋を伸ばした姿勢」をとらせたグループは、将来に対してポジティブな発想をした反面「うつむき加減や猫背の姿勢」のグループは、ネガティブな将来像を描いたそうです。この結果を見る限り「姿勢と気持ちはつながっている」ことがうかがえます。

たしかに、自信にみなぎっているときは、誰もが胸を張って颯爽《さっそう》としています。しかし、不安や悩みがあると、背中が丸まり、うなだれた姿勢をとりがちです。**「へこみそうなときは胸を張る」ことを心がけ、姿勢から気持ちを整えましょう。**

もうひとつ、**めげそうな気持ちを再起させる特効薬として、マインドフルネスを使った深呼吸を**おすすめします。副交感神経を優位にしてリラックスするため、**ただ深呼吸をするのではなく「呼吸を感じる」ことがポイント。鼻から息が入ってくる感覚、空気の温度などを感じることで、今ここにいる自分に意識を向けます。**マインドフルネス効果によって心が安らぎ、前向きになれます。

自信がつく最強ポーズ

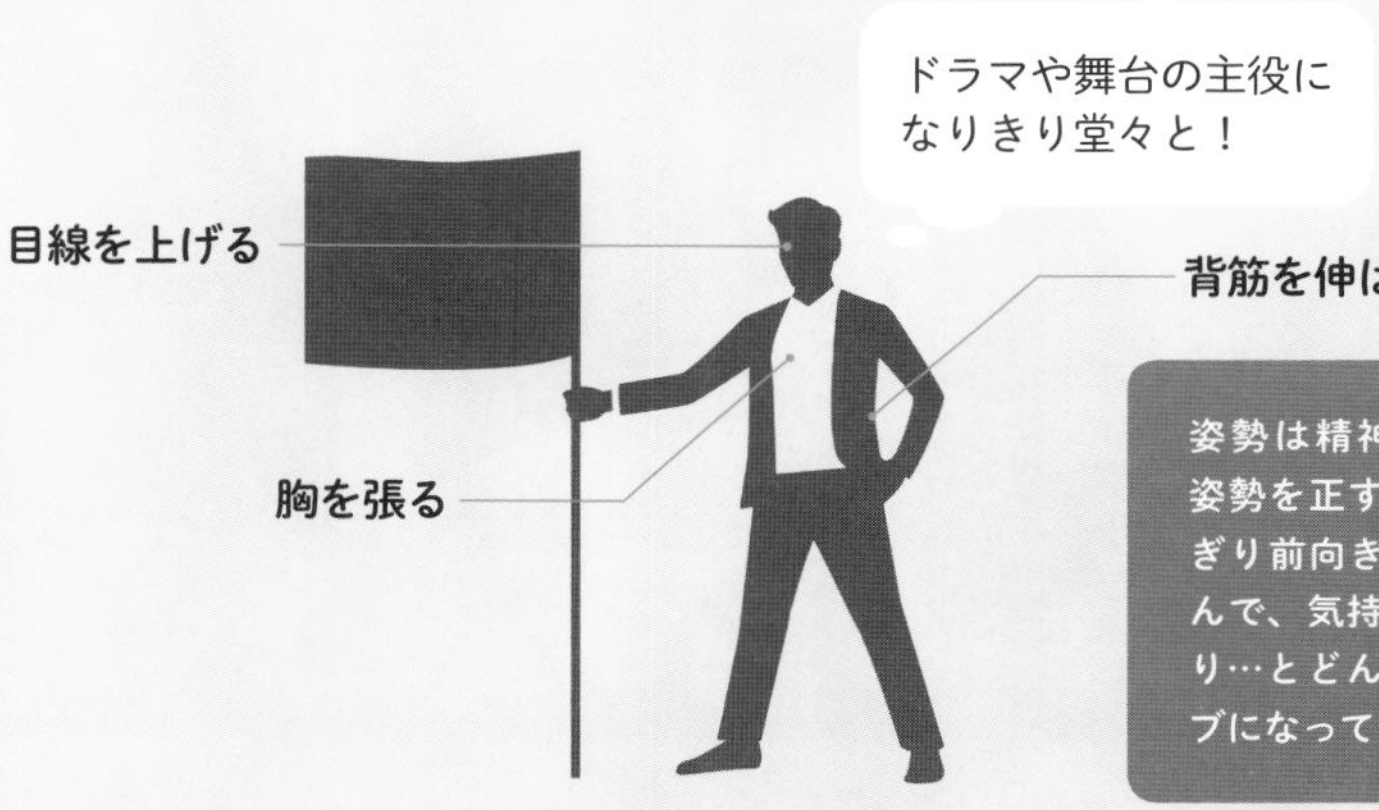
ドラマや舞台の主役に
なりきり堂々と！
目線を上げる
背筋を伸ばす
胸を張る

姿勢は精神に直結する。姿勢を正すと自信がみなぎり前向きな発想が浮かんで、気持ちも明るくなり…とどんどんポジティブになっていく。

気持ちが安らぐ呼吸法

気持ちを安らげるには、「マインドフルネス」を活用した深呼吸がおすすめ。
副交感神経が優位になりリラックスできる。

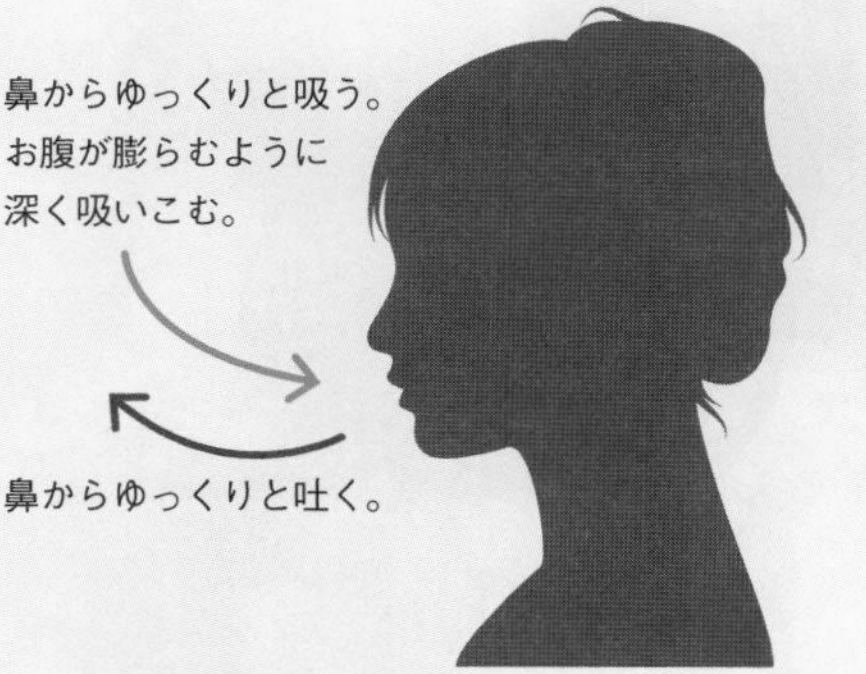
鼻からゆっくりと吸う。
お腹が膨らむように
深く吸いこむ。
鼻からゆっくりと吐く。

＼ ポイント ／

ただ深呼吸するのではなく、呼吸を「感じる」ことが大切。鼻から入ってくる空気の温度や動きに集中しよう。

⬇

呼吸に集中することで「いまの自分」に意識が向き、気持ちが安らぐ。

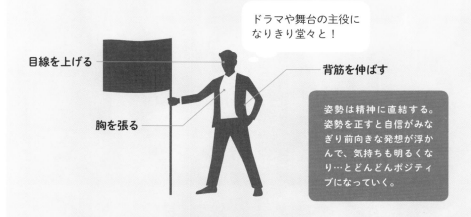

炭水化物よりたんぱく質を食べる

うつ予防には肉類などのたんぱく質が効果的

炭水化物、たんぱく質、脂質は私たちの体を支えてくれる三大栄養素ですが、うつの傾向や症状のある人は、炭水化物（糖質）の摂り過ぎに注意してください。ご飯やパンなどの糖質を多く摂取すると、血糖値が急上昇します。血糖値が上がると人は多幸感に包まれますが、上がり過ぎた血糖値を下げるために大量のインスリンが分泌されると、今度は血糖値が急激に下がり、それに伴って気分も落ち込みます。このように気持ちの浮き沈みが激しくなると、うつの症状を加速させるおそれがあるのです。

ちなみに、うつ病の患者さんを診ていると、過食の兆候が表れたとき、糖質を過剰に摂取していることが多いのです。食品の好みとうつ病との関連性はわかりませんが、**気持ちがふさぎがちな方は、糖質を控えめにしたほうが無難かもしれません。**その代わりにおすすめしたいのは、たんぱく質が豊富な食べ物です。

うつ病の原因のひとつに、心の安定に影響を与えるセロトニン（86ページ参照）の欠乏があります。

この神経伝達物質は、**トリプトファンという必須アミノ酸から合成されるので、トリプトファンを多く含む食品を摂取すればセロトニンの量が維持され、うつの予防や症状の改善が期待できます。**トリプトファンは牛肉や豚の赤身肉、レバーやチーズなど、高たんぱく食材に豊富です。

糖質を摂った後の気分の変化

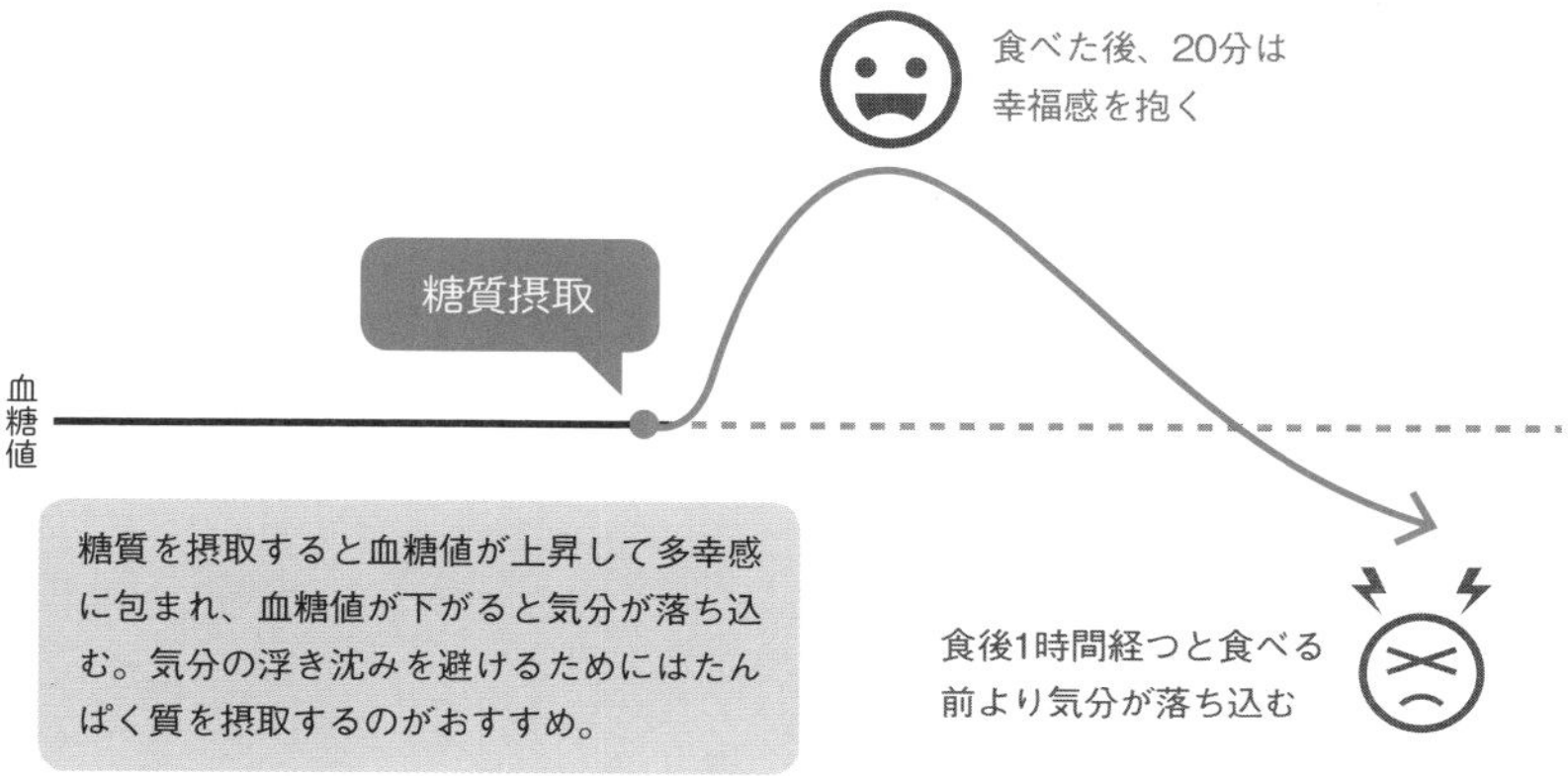
食べた後、20分は
幸福感を抱く
糖質摂取
血糖値
食後1時間経つと食べる
前より気分が落ち込む

糖質を摂取すると血糖値が上昇して多幸感に包まれ、血糖値が下がると気分が落ち込む。気分の浮き沈みを避けるためにはたんぱく質を摂取するのがおすすめ。

たんぱく質の食材例

バナナ
牛肉
レバー
チーズ
豚の赤身肉

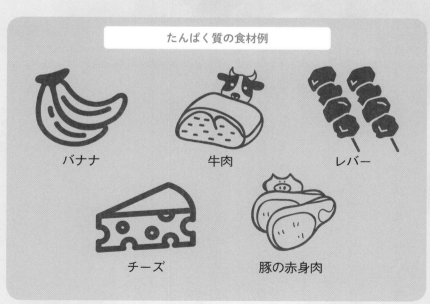

軽い運動がうつ病の発症リスクを軽減

体と心の負担にならない程度の運動で十分

運動習慣のある人は、うつ病の発症リスクが低いことがわかっています。たしかにふさぎがちなスポーツ選手や、うつ病のアスリートの姿はちょっと想像できません。私のクリニックを受診する患者さんを見ても、いかにもスポーツをしているような体型の方はまれで、とても痩せているか、ふくよかな方が多いように感じます。

　うつ病に関する運動療法の著名な研究者であるジェームズ・A・ブルメンタールによれば「16週間運動療法を受けたうつ病の患者は、抗うつ薬を服用した患者のグループと同等の治療効果がある」としています。これは**定期的に体を動かすことが、うつの症状にも一定の効果をもたらす**ことを示しています。

　ここでいう運動とは、本格的な筋力トレーニングやランニングなどではありません。仕事や家事といった、忙しい日常の合間にできる簡単なもので十分です。一例を出せばラジオ体操などの誰もができる軽い運動でも、うつ病の発症リスクを軽減できます。

　運動の強度や量ではなく、大切なのは例え1日数分でも、毎日または定期的に続けること。運動が生活のひとコマとして定着するよう習慣づけたいものです。体を動かす心地よさを実感できるようになれば、自然とストレスのたまりにくい精神状態にもなります。

メンタルクリニックに来る患者の特徴

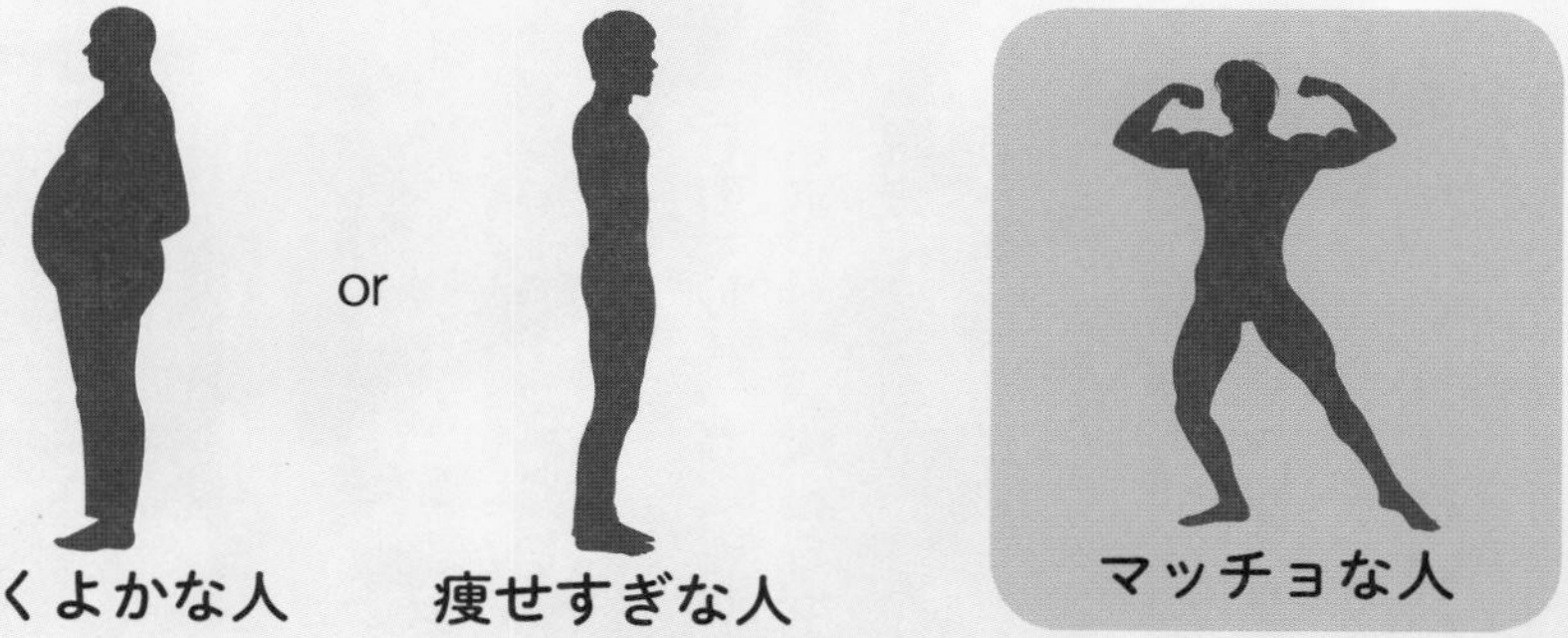

メンタルクリニックの患者のほとんどがふくよかな人か痩せている人。
マッチョな人は毎日もしくは定期的に体を動かす習慣があるため、
うつ病の発症リスクが低い傾向にある。

心の負担にならないライトな運動習慣を

「運動しなくては」という新たなストレスを生み出すのはNG。
体と心の負担にならないライトな運動習慣でも、うつ病の発症リスクを軽減できる。

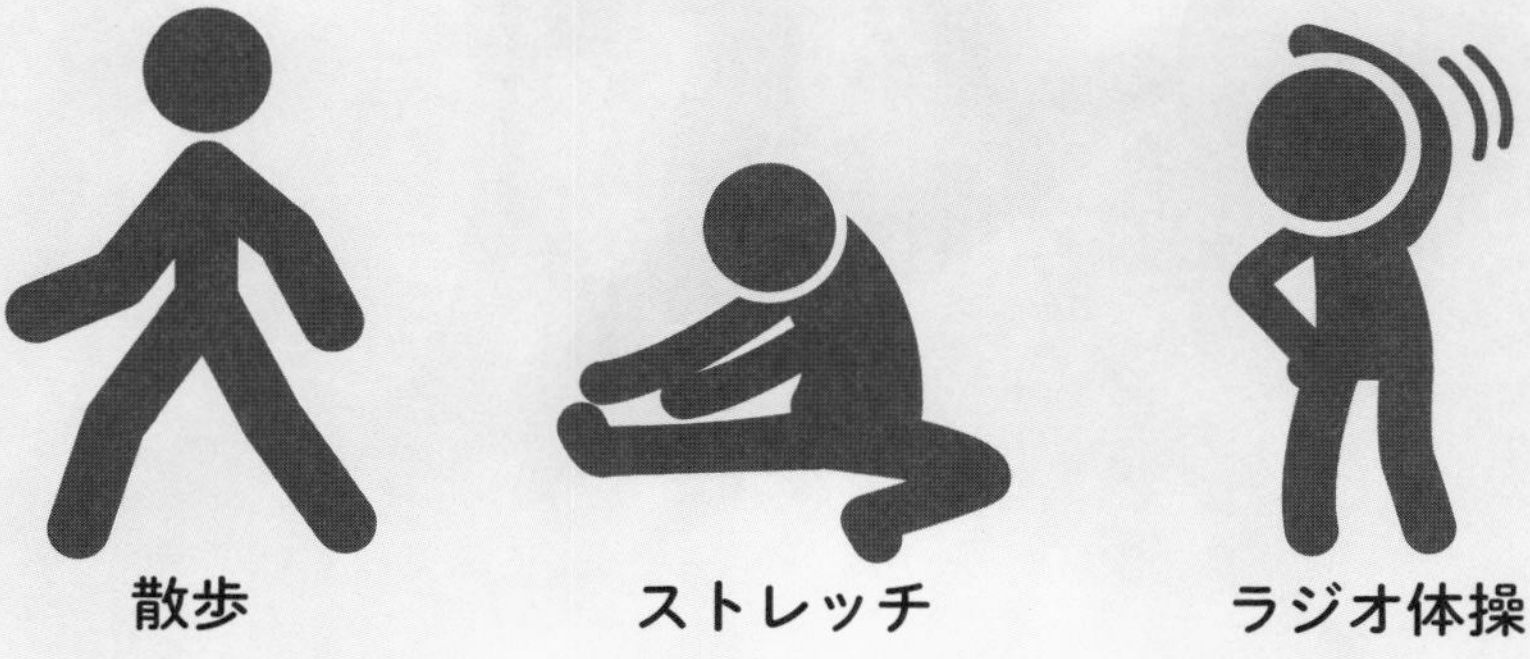

散歩　ストレッチ　ラジオ体操

怒りの発散にはシャドーボクシングが効果大

八つ当たりしてもストレスは解消できない

みなさんは怒りやイライラを感じたとき、どのような行動をとりがちですか。声を荒らげたり、人やものに当たるのでしょうか。それともじっと静かにやり過ごしますか。一体どちらのタイプが、ストレスをより軽減できるのでしょう。

アメリカの心理学者ブッシュマンが行ったユニークな実験があります。学生たちを故意に怒らせたうえで2つのグループに分け、1つのグループにはパンチングマシーンを殴らせ、もう一方のグループには何もさせませんでした。すると「2つのグループ間で、怒りの収まり方に大差はない」という結果に。パンチングマシーンを殴ることで怒りを発散できるように思えますが、かえって怒りが増した人もいたそうです。

ここからわかるのは**「八つ当たりしてもストレスは消えないばかりか、さらに増幅する場合もある」**ということです。**ストレスを解消したいなら何かに当たるのではなく、身近な人に話を聞いてもらいましょう。**人に話すことで気持ちの整理がつき、それだけで気分が晴れるものです。さらに理想的なのは、ストレスを逆に力として、仕事や生活を前向きに推し進めることです。

どうしても怒りが収まらないときは、シャドーボクシングなどいかがですか。**仮想の相手をイメージしながらパンチを繰り出すことで、気持ちもスッキリ**し、運動不足も同時に解消できます。

ものに当たってもストレスは解消できない

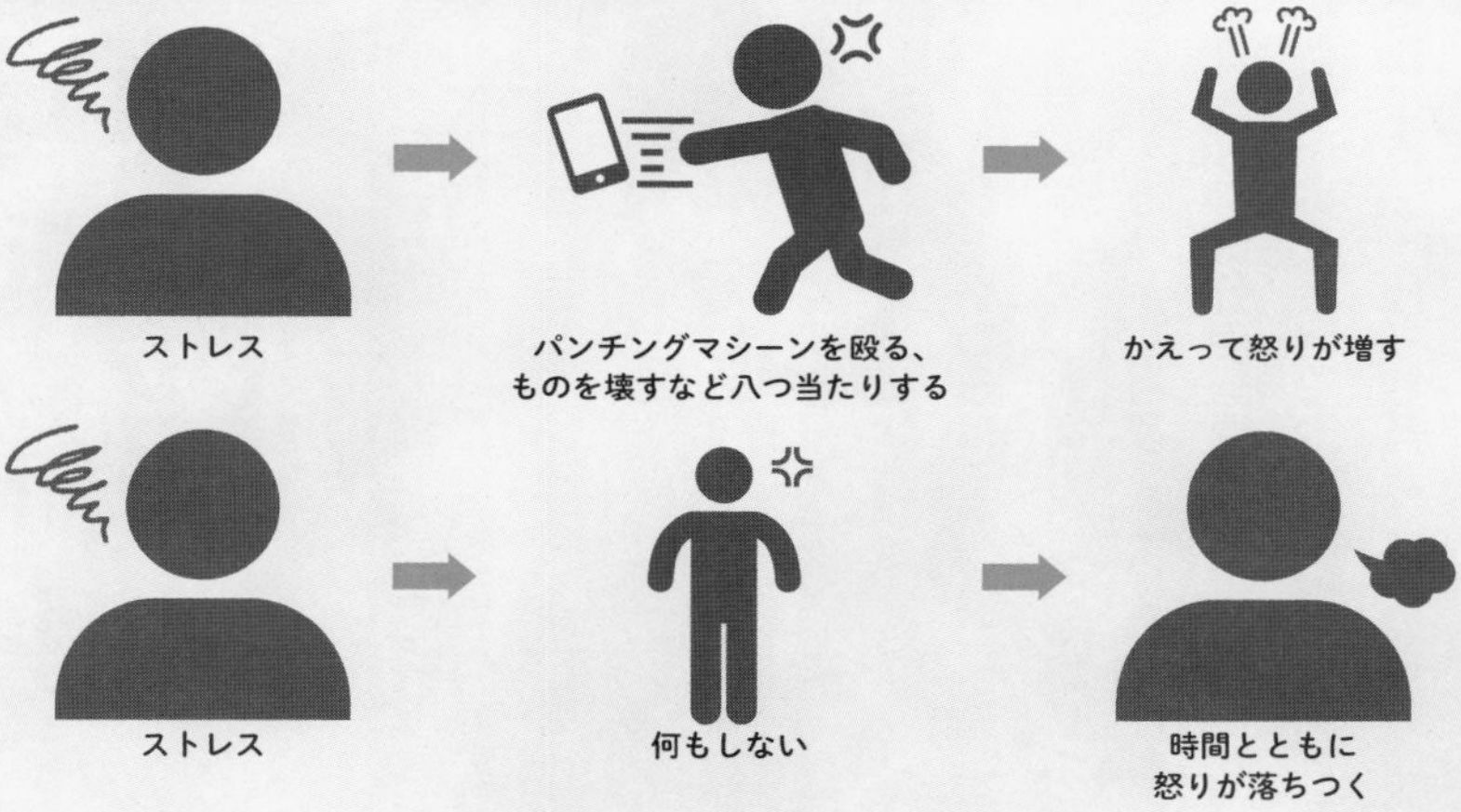
ストレス
パンチングマシーンを殴る、
ものを壊すなど八つ当たりする
かえって怒りが増す
ストレス
何もしない
時間とともに
怒りが落ちつく

ものに当たったり壊したりする行為はストレスを増幅させることがある。
気持ちは時間とともにスッキリしていくので、
八つ当たりせず何もしないほうがストレスにうまく対処できる。

シャドーボクシングでスッキリ

何かを殴りたくなるほど
イライラしたときは、
シャドーボクシングがおすすめ。
心地よい疲労感とともに
気持ちもスッキリする。

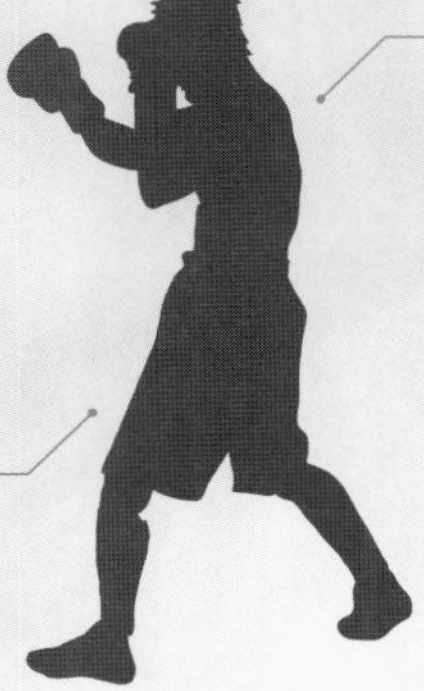
「殴りたい」「蹴りたい」という怒りを込めて、宙に向かってパンチ！キック！
相手をやっつけているところをイメージ

運動不足解消にもなり、気分も UP

0円でストレス解消！「真夏のリゾート法」

旅先での刺激と開放感が心をラクにする

精神科の患者さんを診ていると、旅行に行くことでうつなどの精神症状が改善する方が多いようです。旅の醍醐味《だいごみ》ともいえる、日常では味わえない刺激と開放感が、心の重圧をときほぐし、精神をラクにしてくれるのでしょう。

特にうつの症状をやわらげるには、日光照射量の多い場所がおすすめ。例えば、明るいビーチに降り注ぐ陽光をたっぷり浴びれば、心身ともにリフレッシュされ、気分の回復も期待できます。

とはいえ、現実には仕事や家庭の事情などもあり、思うように旅へ出られるわけではありません。そこでおすすめしたいのが、**心の中で非日常の旅を満喫し、過酷な現実からの逃避をはかる「真夏のリゾート法」というメソッド**です。これはドイツの精神科医ヨハネス・ハインリヒ・シュルツが提唱した「自律訓練法」という有名なリラクゼーション技法をベースに、私なりのアレンジを加えて完成させたものです。

詳しいやり方は左のページで紹介しますが、青い空と海が広がるリゾート地で、デッキチェアに身をゆだねた自分を想像するところからスタートします。昼休みのオフィスや、入浴中、就寝前のリラックスタイムなど、イマジネーションがはたらく環境ならどこでもできます。「心がきついな」「ストレスがたまってきたな」と感じたら、心のリゾートへ出かけてください。

旅行はうつの改善におすすめ

旅行は精神的な負担が大きいように思えるかもしれないが、
刺激や開放感があるため精神症状が改善する人も多くいる。

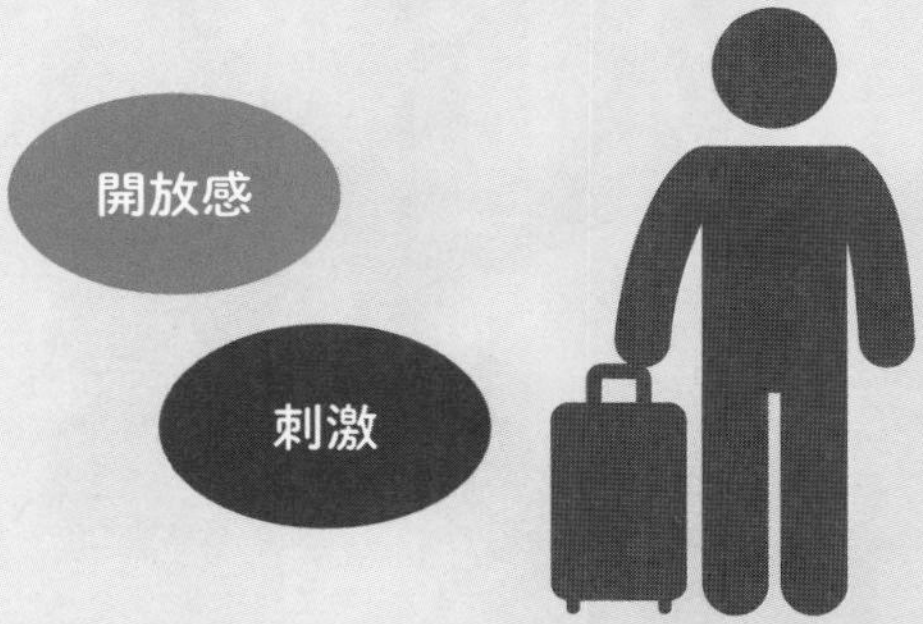

＼ 特におすすめ ／

日光照射量が多い場所

日光を浴びることはうつの改善に効果的。その点で、ビーチリゾートなどへの旅行は特におすすめ。

心の中の「真夏のリゾート」へ

旅行になかなか行けない場合は、心の中でイメージするだけでもリフレッシュできる。
電車の中や入浴中、就寝前など、いつどこででもできる。

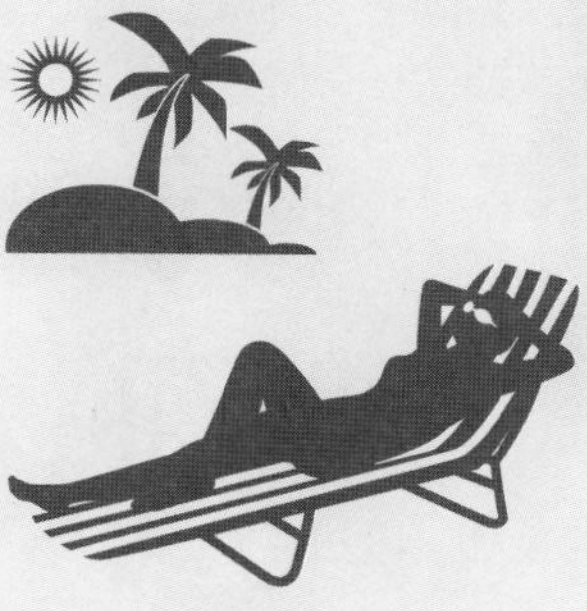

真夏のリゾート法のイメージ手順

1 青い空と透き通るような海に囲まれた美しいビーチで、陽光が降り注ぐ中、やわらかいデッキチェアで寝そべってリラックスしている自分をイメージ。手足がデッキチェアに深く沈んでいく（手足が重～い）。

2 太陽が自分を優しく照らしている（手足があたたか～い）。

3 ゆったりとした音楽が流れている（心臓が静かにゆっく～り）。

4 美しい女性、もしくは男性が現れ、大きな扇で静かにあおいでくれる（呼吸がラク～に）。

5 ホットカクテルを飲ませてくれる（胃があたたか～い）。

6 おでこにローションを塗ってくれる（額が涼し～い）。

7 ローションで体中をマッサージしてくれる（快感と喜び、再び手足が重～い）。

笑うことで幸福度がアップする

上機嫌は「みんなを幸せにする」最高の贈り物

いつも暗い顔をしていたり、不愉快そうに振る舞う人がいます。そういう人の周りには人が集まりません。ネガティブな気持ちが周囲にも伝染し、何となく重苦しいムードが漂うからです。

その逆で、微笑みを絶やさない人には、自然と人が寄ってきます。不機嫌と同じように、上機嫌も感染するのです。フランスの哲学者アランは、その名著『幸福論』で「人間が人間に与えられる最大の贈り物は上機嫌」といっています。赤ちゃんが微笑むと、周りの大人たちも引き込まれて笑顔になります。すると赤ちゃんは「あ、みんなが笑っている」と察して、さらに笑います。このように笑顔や上機嫌が連鎖反応のように広がれば、それは巡りめぐってあなたにも還ってくるのです。**幸せになりたかったら、まず周囲を幸せにすること。**それにはあなた自身が常に機嫌よくいることです。

とはいえ、ストレスを感じていると、なかなか笑顔になれないもの。そんなときは、まず口元をゆるめるだけでもいいのです。少し気持ちがほぐれるかもしれません。それでも気分が変わらないときは、楽しくなるまで笑い続けましょう。「**1分間、無理にでも笑い続けることで、本当に気分が上がる**」ことが実験でも実証されています。不平不満をいう前に、まずは笑顔になることを意識してみてください。

口だけでも笑ってみる

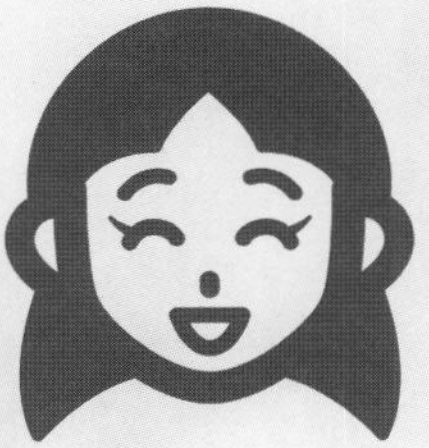

人間は笑顔を作るだけで気持ちがラクになるので、緊張や不安、ストレスを感じたときはとにかく口だけでも笑ってみよう。

前向きになるまで笑い続ける

フェアリー・ディキンソン大学の心理学者E・フォレーが行った実験では、被験者を1分間無理やり笑わせると、1分後にはどんな人も気分が上がっていた。

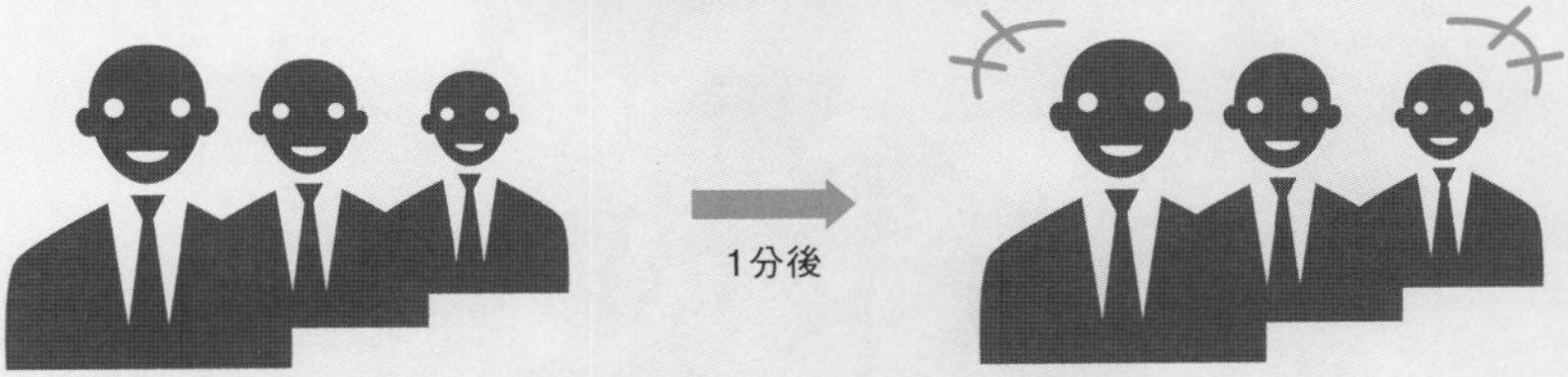

無理矢理笑わせる　　　　みんな気分が前向きに

笑顔は周りにも伝染する

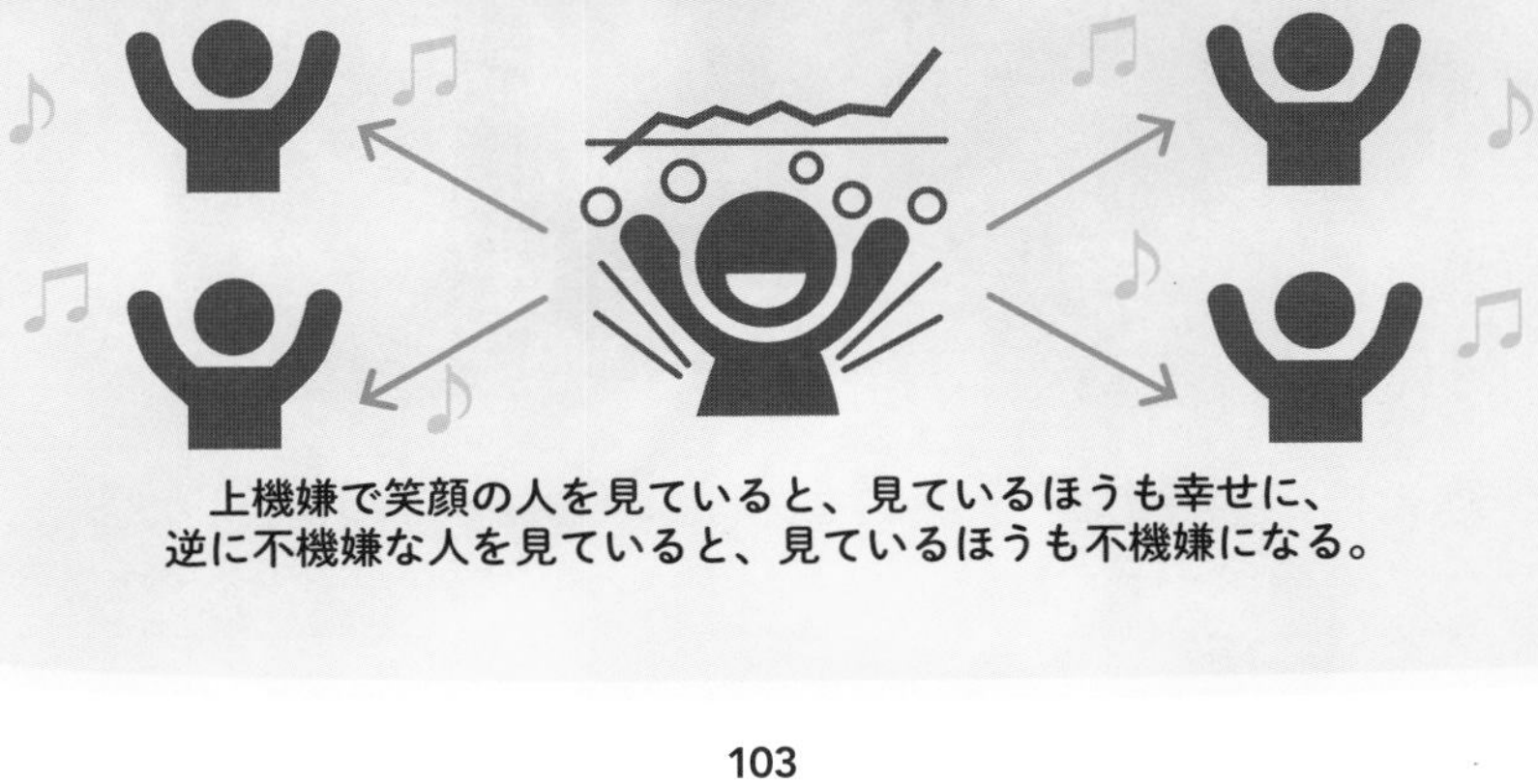

上機嫌で笑顔の人を見ていると、見ているほうも幸せに、
逆に不機嫌な人を見ていると、見ているほうも不機嫌になる。

Column

悪口や誹謗《ひぼう》中傷でストレスは解消できない

ここ数年、インターネット上で特定の個人を誹謗中傷する書き込みが社会問題化しています。

このような行為をする人の中には、ストレスを感じることで無意識に行ってしまうケースもあるようです。しかし、ネットで他人を攻撃しても、スッキリするのはその瞬間だけです。ストレス自体は解消されないので、すぐにまたイライラを募らせ、同じことを繰り返します。お酒やタバコと同じように、ネットで人を攻撃することが「依存」になってしまうのです。

また、自分の名前や顔が隠せるネットの「匿名性」も、こうした問題を助長しているようです。「匿名になると人は攻撃的になれる」という実験結果があるように、身元が明らかにされないことから、無責任な書き込みをするのでしょう。

いずれにせよ、このような兆候に気づいた方は、しばらくインターネットの世界から距離を置くことをおすすめします。まずネット依存の状況を変えなければ、自分でも気づかぬうちに、他人を傷つけてしまう可能性もあります。ご注意を。

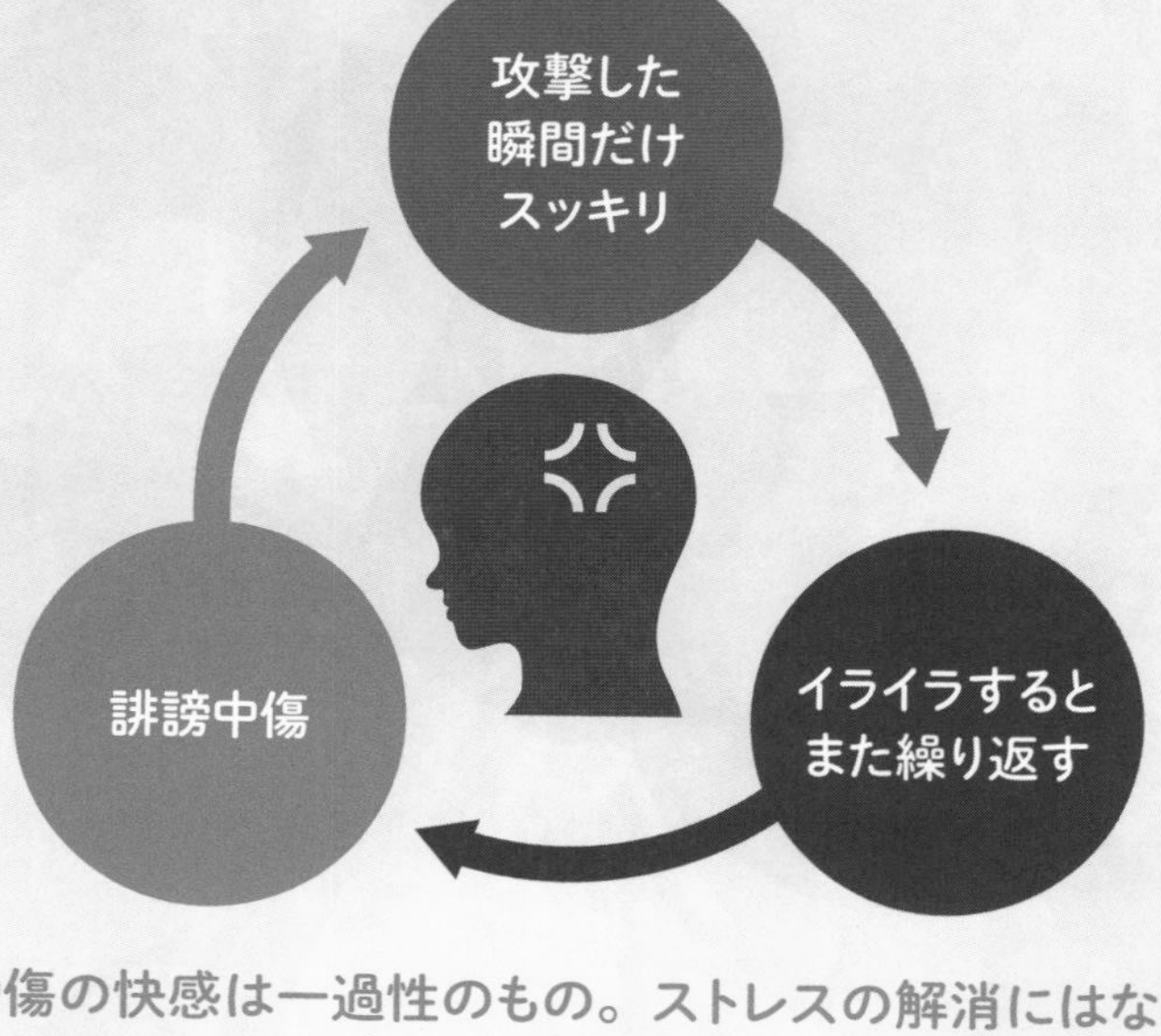

誹謗中傷の快感は一過性のもの。ストレスの解消にはならない

第6章

ストレスをためない生き方

「人生で大切なもの」は全体のうちのたったの2割

日常生活で抱えている用事の約8割は雑事!?

ある大学の授業でのひとコマです。登壇した教授が、大きなツボに岩を入れていきました。ツボが岩で一杯になったところで「このツボは満杯か?」と学生に聞きます。学生が「満杯だ」と答えると、今度は岩のすき間を埋めるように小石を入れ始めました。さらにその後、砂、そして水を入れ、やっとツボが満たされました。

この教授が学生に伝えたかったことは「大きな岩は初めにツボに入れること。石や砂を入れた後では入らなくなってしまう」ということです。これを人生になぞらえると、大きな岩は生きるうえでの「大切なもの」、小石や砂は「取るに足らないもの」になります。例えば実現したい夢、やってみたい仕事を優先して実践すること。ささいなことばかりに気を取られていると、大事を成す好機を逃してしまうことを教えています。

こうした考え方をビジネスの世界で表しているのが「パレートの法則」です。そこでは「日頃の生活や仕事の中で、全体の20%の中に物事の重要な80%が含まれている」としています。つまり残りの80%は雑事であり、ここにエネルギーを費やすのは非効率であることを示しています。

忙しい毎日に忙殺されると、物事の優先順位もあいまいになってきます。**やるべきことを抱えすぎてストレスフルになったときこそ「自分にとっての岩は何か」を再確認**してはいかがですか。

ツボには「大きな岩」から入れる

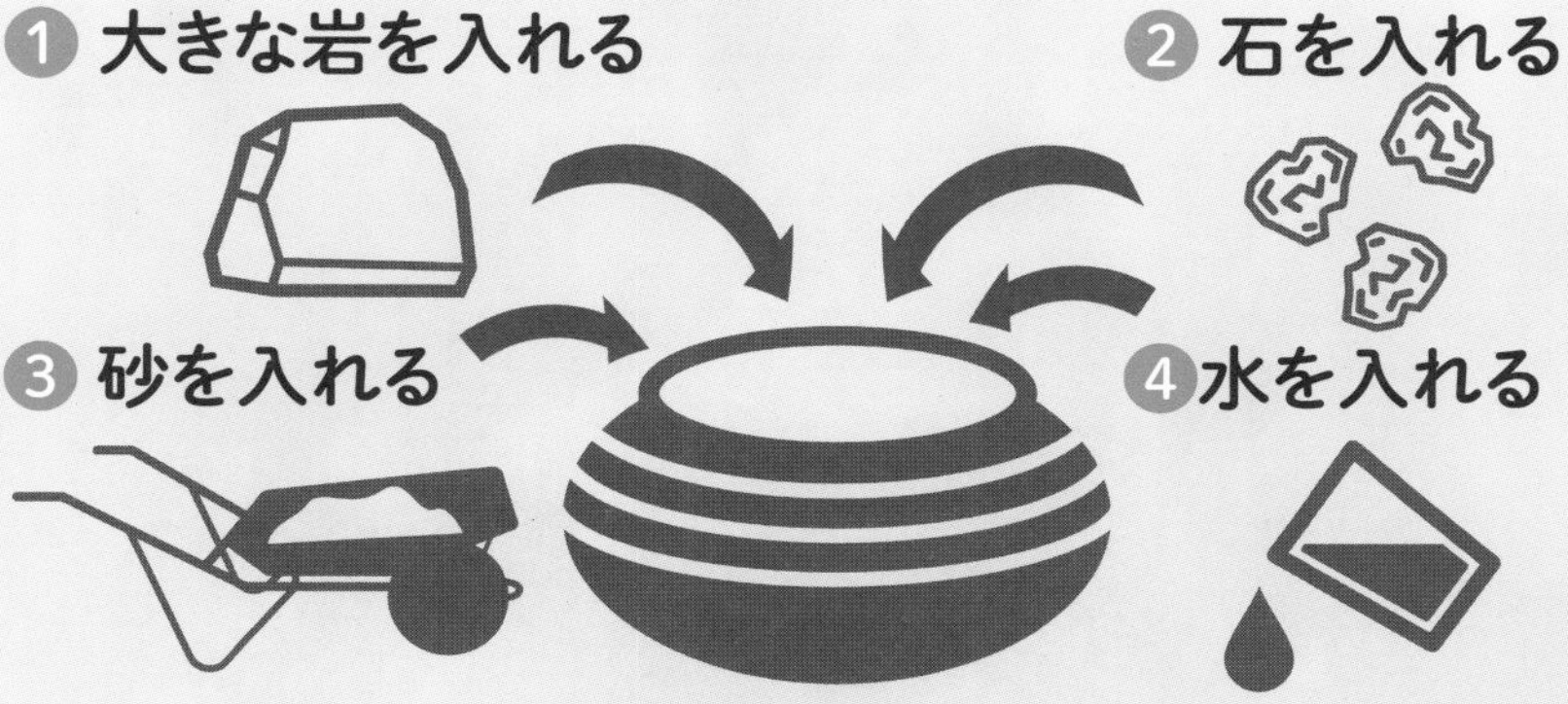
1 大きな岩を入れる
2 石を入れる
3 砂を入れる
4 水を入れる

大きな岩を先に入れる理由は、石や砂を先に入れてしまうと岩が入らなくなってしまうから。
雑事にかまけて仕事や夢、恋人など、自分が一番大切にしたいものを最優先にしないと、
好機を逃してしまうかも…。

パレートの法則（80対20の法則）

パレートの法則（別名、80対20の法則）はビジネス用語で、普段の仕事のなかで最も重要なのは20%だけで、残り80%は雑事だというもの。

80%の雑事をまったく行わなくても、利益の80%は確保できるとしている。

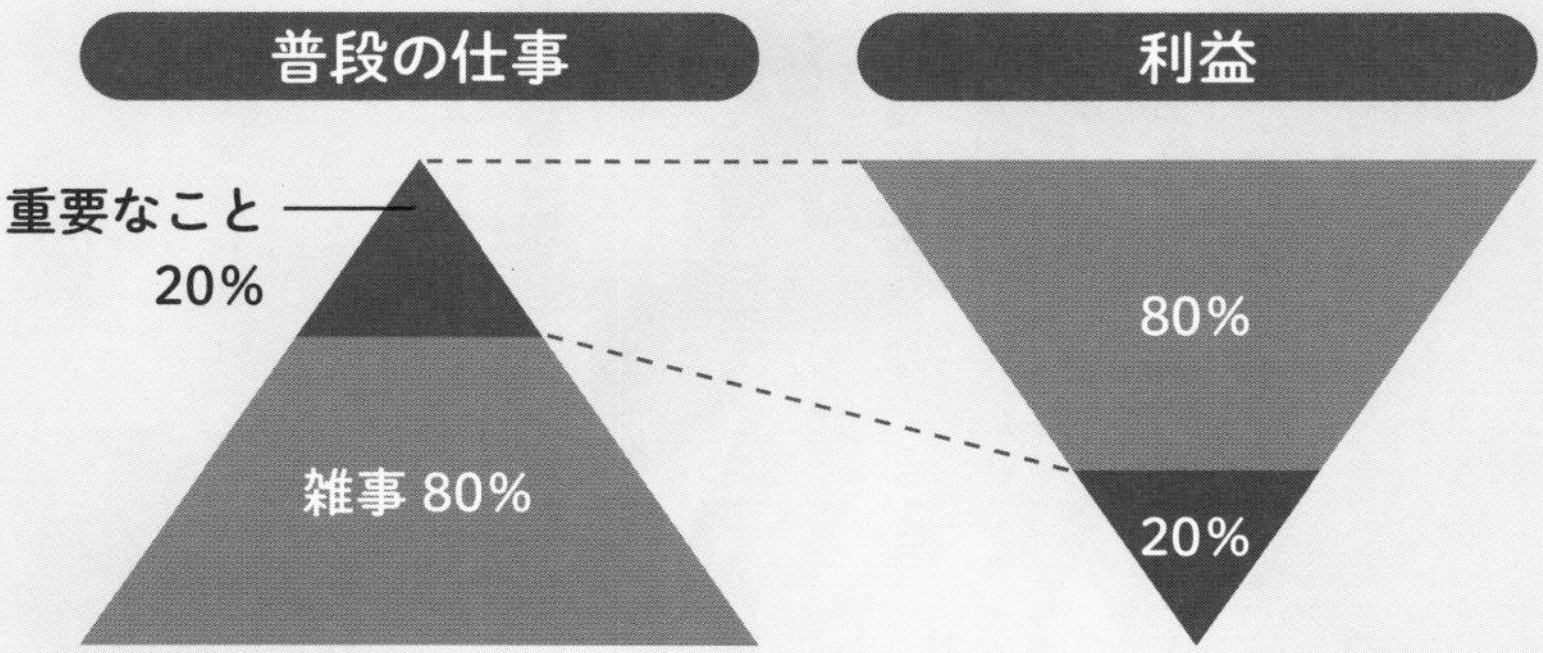
普段の仕事
利益
重要なこと
20%
雑事 80%
80%
20%

1日10秒! マインドフルネスで自分を客観視

映画を観るように「今ここにいる自分」を観察

自分の気持ちがネガティブになりそうなとき、試していただきたいのがマインドフルネスです。マインドフルネスとは「いま自分が何をしているか」「何を感じているか」を自覚することで、心の苦しみをやわらげる認知療法のひとつ。自分の置かれた状況を明確にすることで、落ち込みそうな気分に待ったをかけられます。

ちなみに、自分について気づいている状態がマインドフル、マインドフルネスはその名詞形です。さらに、意識しないうちに時間が過ぎているような、我を忘れた状態をマインドレスです。

マインドフルネスのやり方はとてもシンプル。「テレビを見ている」「ウキウキしている」など、今の自分の行動や気持ちを言葉にするだけです。言葉で実況することで、より客観的に自分を観察できます。それは映画の観客のように、少し離れた所から自分を見ている感覚です。このとき**大切なのは、何も変えようとしないこと。見たこと、感じたことに対して批判したり、思いを否定したりする必要はありません。**ただ観察するだけです。

「また失敗した。どうしよう」と悩むのではなく「失敗をして不安なんだな」「失敗を責められるのが怖いんだな」と冷静に心の内を言葉にしてみます。すると感情の高まりが抑えられ、心が少しラクになるはずです。このような手法を習慣化できれば、出口の見えない苦悩も回避できるでしょう。

マインドフルとマインドレス

マインドフル(Mind ful)

・マインドフルの名詞形がマインドフルネス
・心が全力になった結果、自分について気づいている状態
・明確に今を意識している状態

マインドレス(Mind less)

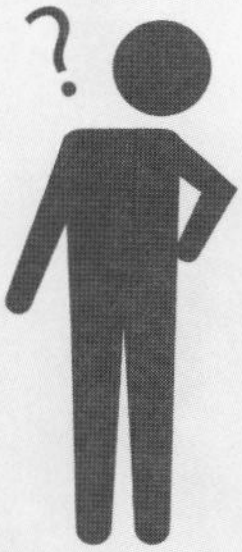

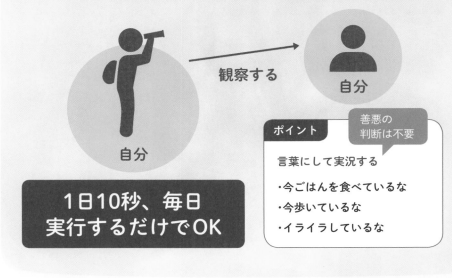

・マインドレスの名詞形はマインドレスネス
・自分の行動や思考に気づいていない状態のこと
・意識していないうちに時間が過ぎている状態

マインドフルネスの実践法

マインドフルネスで大切なのは自分自身を観察すること。行動の良し悪しを考えず、ただ言葉にして実況するだけでよい。1日に10秒実行するだけでも十分効果的。

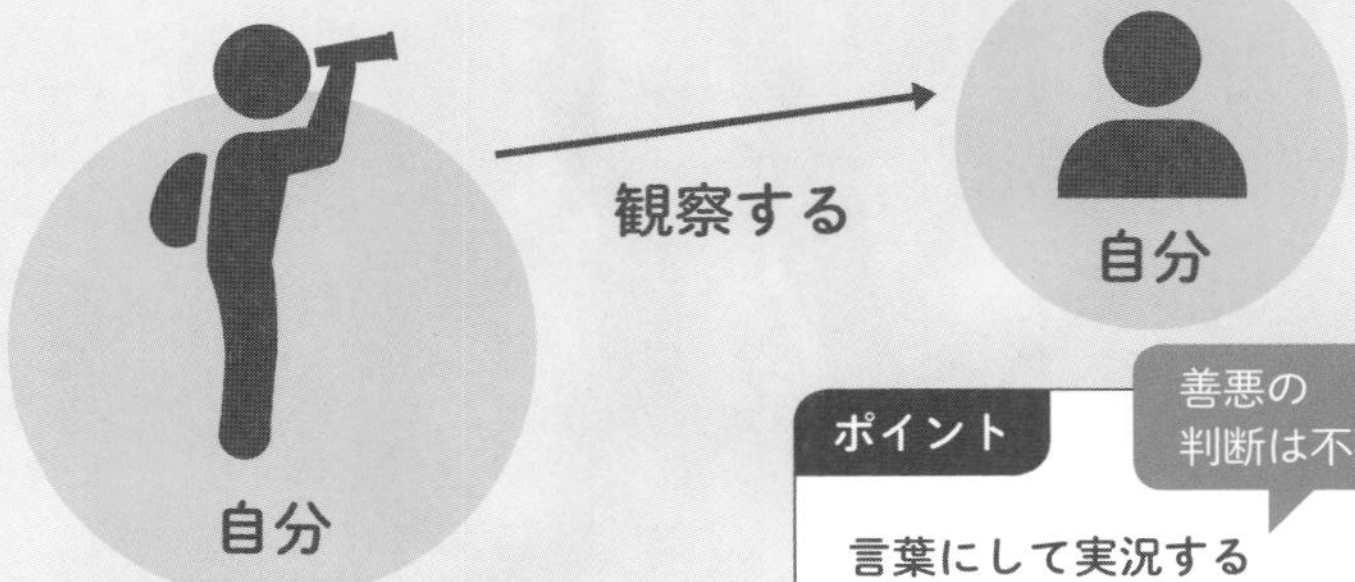

1日10秒、毎日
実行するだけでOK

ポイント

善悪の判断は不要

言葉にして実況する

・今ごはんを食べているな
・今歩いているな
・イライラしているな

ネガティブでもいい！危機回避能力でうまく生きる

ネガティブなイメージは縮小して心をラクに

自分の後ろ向きな言動に対して「どうして自分はこうネガティブなんだろう……」と、思い悩んでいる人は意外と多いのではないでしょうか。

しかし、もともと人間はネガティブな思考をする生き物なのです。太古の昔、人が狩猟生活を営んでいた時代は、過酷な自然環境や獣との闘いなど、常に生命の危険に脅かされていました。そんな状況下では、いつも最悪を想定できる人が高い危機回避能力を持ち、生きのびる確率も高かったのです。つまり、心配性で臆病な人ほど強靭《きょうじん》であり、生存能力にすぐれていたといえます。

こうした優位性が何万年も前から、ＤＮＡとして私たちに受け継がれているのです。ですから**「人はネガティブで当然」「無理にポジティブなフリをしなくてもいい」**と自信を持ってください。

とはいえ、ネガティブな思いに支配されるのはつらいものです。うまく抜け出す方法も覚えておきましょう。**ポイントは浮かんでくるネガティブなイメージを、無理に振り払おうとしないこと。**強く打ち消そうとするほど、かえってとらわれてしまいます。むしろ嫌な記憶や忘れたい場面を思い返し、心に浮かんだネガティブなイメージを縮小してみるのです。するとネガティブな思いが心に占める割合も小さくなり、その分、気持ちがラクになるでしょう。気が滅入る想像や妄想が頭から離れないとき、ぜひ試してみてください。

ネガティブは人間の本能

原始時代に生き残った人は、つねに最悪を想定できる人。その本能がDNAに刻まれた人間がネガティブなのは当然で、「ネガティブになってはいけない」と思う必要はない。

原始時代でネガティブだと…

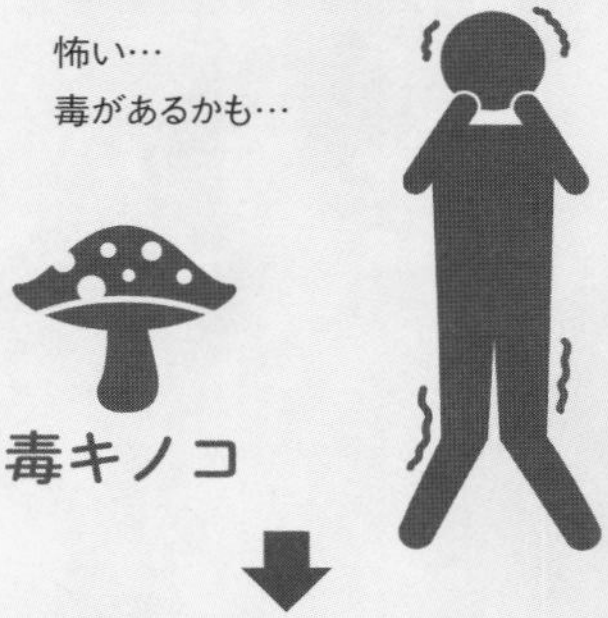
怖い…
毒があるかも…
毒キノコ

消極的だったからこそ
生きのびられた

原始時代でポジティブだと…

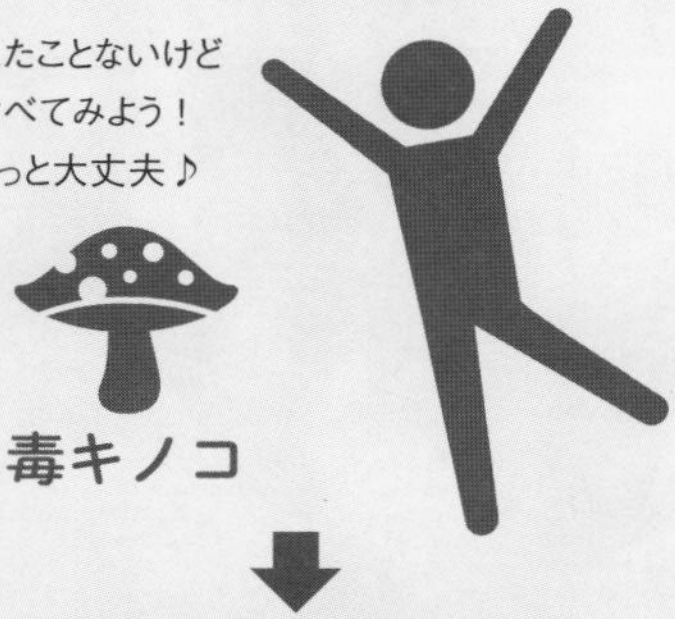
見たことないけど
食べてみよう！
きっと大丈夫♪
毒キノコ

食中毒で死亡…

ネガティブなイメージは「小さく」する

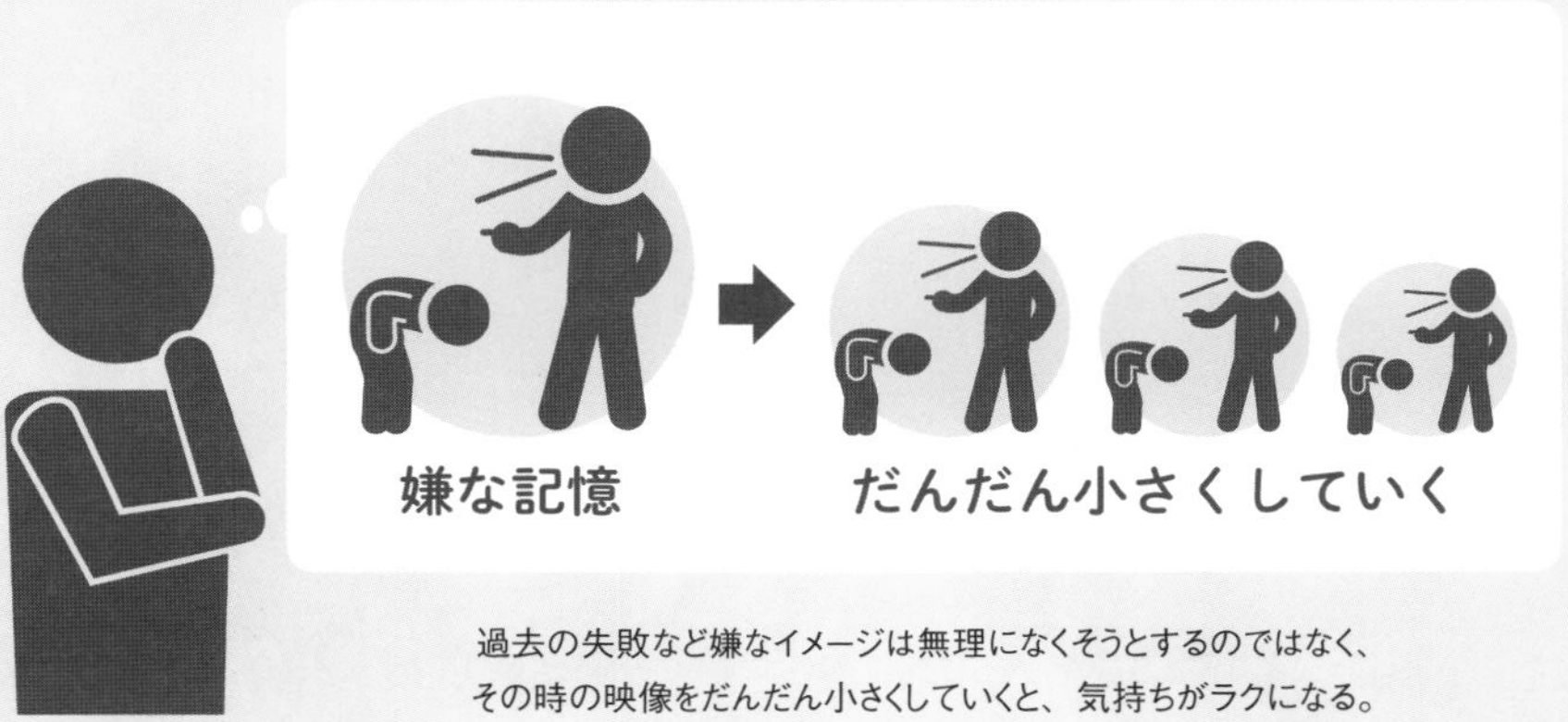
嫌な記憶
だんだん小さくしていく

過去の失敗など嫌なイメージは無理になくそうとするのではなく、
その時の映像をだんだん小さくしていくと、気持ちがラクになる。

他人との比較で自信をつける心理術

自分より下に見える人と比べて自信を取り戻す

心理学では「人間は無意識のうちに、自分と他人を比較する」としています。このような行動は「社会的比較理論」と呼ばれ、本能的に「周りの人と比べて自分は変わっていないか」などを確認し、安心するために行われるものです。

そしてこの比較には、比べる対象によって「上方比較」と「下方比較」があります。**上方比較とは、どちらかといえば自分より立場が上の人と比べること。それに対して下方比較は、どちらかといえば下の立場の人との比較**です。

自信がある人や向上心の旺盛な人は、無意識に上方比較をしやすい、といわれています。目標とする人に近づき、より自分を高めたいと思うからでしょう。ただし、あまりにもかけ離れた存在と比較していると、次第に気持ちが落ち込みます。憧れと現実の線引きをしてください。

一方、自信や向上心が低下していると、無意識に下方比較をしやすくなります。自分よりも下と思える人を見て、安心しようとするからです。

なお、こうした心理は仕事で疲れたときや、面接などの張りつめた場面で応用できます。すっかり疲れ果てた人を見れば「自分はまだマシ」と心が軽くなります。緊張でガチガチの人を見つければ「あれほどひどくはない」と気がラクになるものです。ストレス軽減に役立つ心理テクニック、覚えておくとよいでしょう。

比較には2種類ある

上方比較

自分より上の相手と比較する

・普段、上方比較をしている人は、自分を高めようと努力する傾向がある。

・あまり上の立場の人と比較していると気持ちが落ち込むこともある。

あの人みたいになりたい！

下方比較

自分より下の相手と比較する

・普段、下方比較をしている人は、少し自信や向上心が低下しており、無意識に気持ちを安らげようとしている傾向がある。

・落ち込んだとき、面接などで緊張したときに下方比較すると、気持ちが落ち着く。

あの人よりはまだマシかも…

価値観を明確にしてストレスに勝つ

大切な3つの価値観を書いて携帯する

アメリカのスタンフォード大学で、価値観に関するある実験が行われました。学生をAとBのグループに分け、Aには「その日の良かった出来事」について日記を書かせ、Bには最も重要とする価値観を考えさせて「その価値観のために今日は何をしたか」を日記に記録させたのです。

その結果、Bのグループは Aに比べて、心身ともに快調となり、ストレスへの抵抗性も大きく向上しました。この実験結果からわかるのは「価値観を強く認識することで、快活に、しかも強く生きることができる」ということです。

さて、あなたにとって大切にしたい価値観は何ですか。自分がどんな人間なのか知るためにも、価値観を明確にすることは意味があります。できれば3つ、それが難しければベスト1だけでも決めておきたいものです。「優しさ」「勇気」「信用」「家族」「仲間」など、**自分が最も重要に思うものを紙に書いたり、スマホのメモ機能に入れたりして携帯しましょう。そして心が折れそうなとき、嫌なことがあったときなどに確認**するのです。

こうして自分の芯となるものを再認識することで、原点に立ち返ることができます。それが迷いをなくし、とるべき行動の指針となってくれるのです。また、実験のような価値観をテーマとした日記を書くことも、価値観の再認識や定着につながり、さらなる強固な自分を築く礎《いしずえ》となります。

価値観リストで自分の価値観を認識する

自分の価値観を明確に認識すると、価値観という芯ができストレスに強く快活に生きられる。下のリストから最も大切にしている価値観を3つ選び、いつでも見返せるよう紙などに書いて携帯するとよい。

□ 仲間	□ 学習	□ 家族	□ 平和	□ ユーモア	□ 知恵
□ 好奇心	□ 忍耐	□ 楽しみ	□ 冒険	□ 品位	□ 金銭
□ 戦い	□ 運動	□ 幸福	□ 発見	□ 成長	□ 完璧
□ 倫理	□ 若さ	□ 健康	□ 行動	□ 動物	□ 音楽
□ 信仰	□ 優しさ	□ 名誉	□ 創造	□ 信用	□ 美
□ 友情	□ 勇気	□ 喜び	□ 平等	□ 強さ	□ 挑戦
□ 感謝	□ 情熱	□ 愛	□ 自由	□ 意欲	□ 責任
□ 誠実	□ 優秀	□ 自然	□ 勤勉	□ 自立	□ バランス

↓

心が折れそうなときに確認して、気を強く持つ

日記を書いて価値観を強く認識する

自分の価値観に沿って日記を書くと、それを強く認識でき、快活に生きられる。

価値観が
「感謝」「家族」「優しさ」の場合

○月○日

仕事が忙しかったが、帰宅後に家族に優しく接することができた。

家事を手伝ってくれたことに感謝の気持ちを伝えることができた。

ストレスから逃げたっていい！

反省を次の行動に生かす「戦略的撤退」が大切

もし、あなたがストレスを長く抱え続けるような環境にいるなら、私はそこから「逃げる」ことをおすすめします。**逃げるのは「敗退」ではありません。一時的な「撤退」と考えてください。**

例えば、職場や学校というのは、せいぜい数十人から数百人程度の人が集まる空間です。全世界とそこに生きる人の数を比べれば、取るに足らないものといえるでしょう。そんな狭い社会の中で思い悩んでいるよりも、思い切って外に飛び出すことで、今まで見えなかった世界が目の前に広がるはずです。逃げ出すことは、自分の望まない状況から抜け出す、勇気ある行動です。どうか「逃げる勇気」を持ってください。

ただし、逃げっぱなしはいけません。AがダメならBへ、そこもダメならCへ、という具合に逃げ続けていると、やがて「どうせ何をやってもダメ」と無力感に支配されてしまいます。逃げるときは「ここで何を学んだか」「次はどうしようか」の2点を、必ず考えるようにしましょう。反省から学び、それを将来へつなげる意識があれば、それは「戦略的撤退」といえます。

たとえ一時的に身を引いても「このままでは終わらないぞ」という気概だけは持ち続けてください。そうすれば、あなたに合った快適な環境で、その才能を思う存分に生かせる場所がきっと見つかります。

逃げてみれば世界は広い

今いる場所から逃げ出せない人は「ここにしか居場所がない」という心理にとらわれていることが多いもの。勇気を持って逃げ出せば、世界は広く、居場所はいくらでもあることに気づくはず。

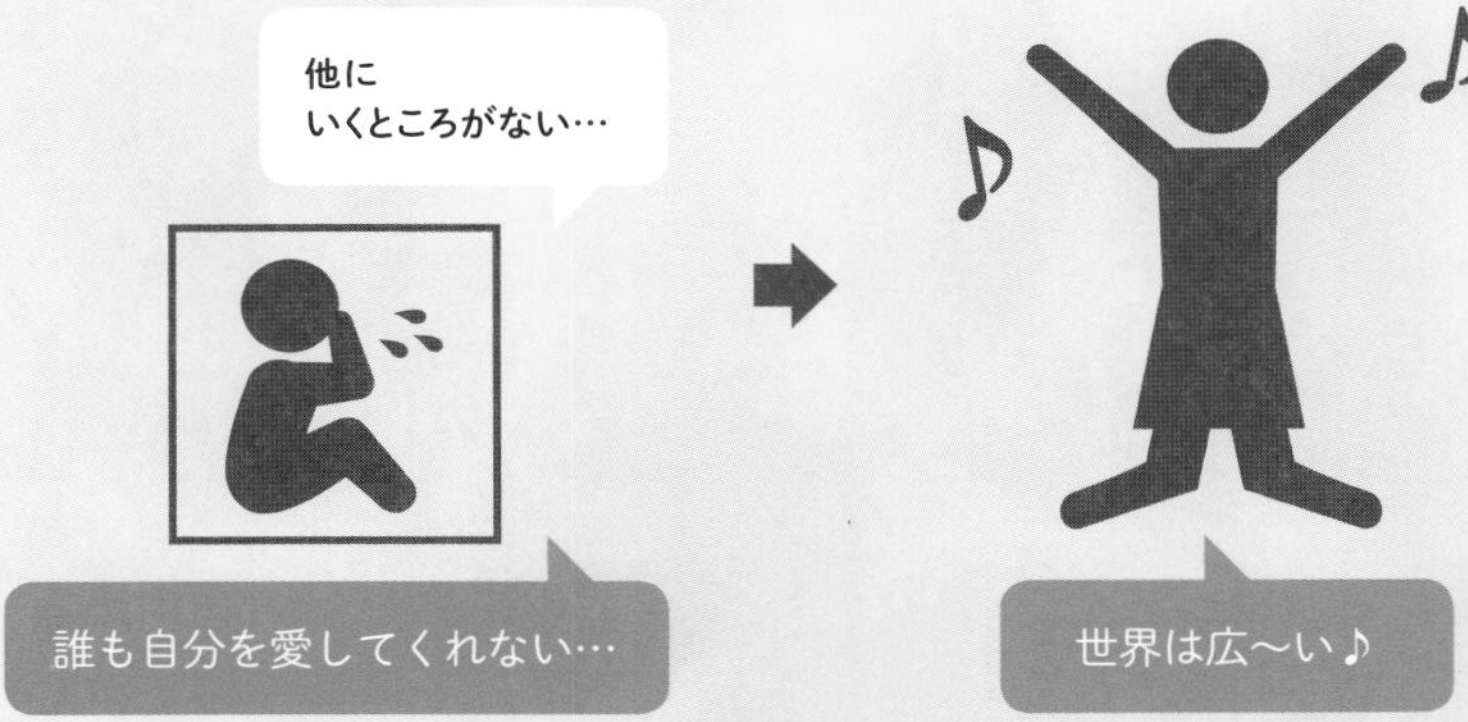
他に
いくところがない…
誰も自分を愛してくれない…
世界は広〜い♪

戦略的撤退のススメ

つらい現状から逃げる場合、逃げっぱなしにしないことが大切。ここで何を学んだか、次はどうしようかを考え、勝利をもぎ取るための「戦略的撤退」にしよう。

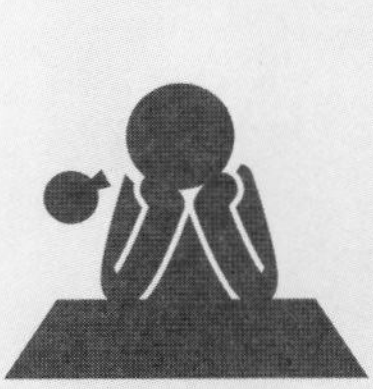

合わない上司がいて
会社を辞めたい。

1 ここで何を学んだか

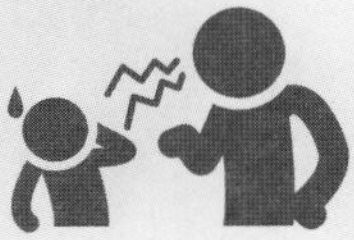

- 高圧的な態度の人にストレスを感じる
- 残業が多いと疲労が残る

2 次はどうしようか

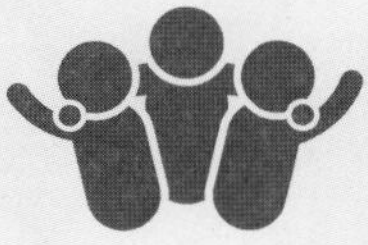

- アットホームな社風の会社を探そう
- 残業が少ないことを条件に探そう

自己変革力を高めてストレスをシャットアウト

相手を変えようとしない。自分が変わればいい

他人の言動にストレスを感じたとき、相手を注意して諭したり、考えを正そうとしたりする人がいます。その行為自体は間違っていませんが、多くの場合、それは徒労に終わります。なぜなら「他人はなかなか変えられない」からです。

指摘された相手は「何をエラそうに」と反発するでしょう。もしかすると、目に余る行いがエスカレートするかもしれません。そうなれば、こちらのストレスも増すばかりです。

こうした問題を解決するには「自分の課題」と「相手の課題」を分離すること。精神科医のアルフレッド・アドラーが唱えた『アドラー心理学』に「課題の分離」という考え方があります。すなわち「他人の課題は他人が解決すべきもの。自分の課題は自分で解決すべきもの」であり、他人の課題に介入することで、対人関係に軋轢《あつれき》が生じることを示しています。

ストレスの原因となっている相手の「困った性格」を変えるのは、あくまで相手の課題であり、こちらの課題ではありません。その線引きをしっかりして、あえて介入しないようにしましょう。

むしろやるべきは「自己の変革」です。「極力、関わらない」「余計なことをいわない」など、今後の対策に沿って、自らの考え方や行動を変えていきましょう。そのほうが相手を変えるよりずっと容易で、エネルギーや時間の無駄もありません。

他人の迷惑な性格は変わらない

どんなに迷惑な性格の人がいても、それを解消するのはその人の課題。
他人の性格は変えられないので、自分とは分けて考えよう。

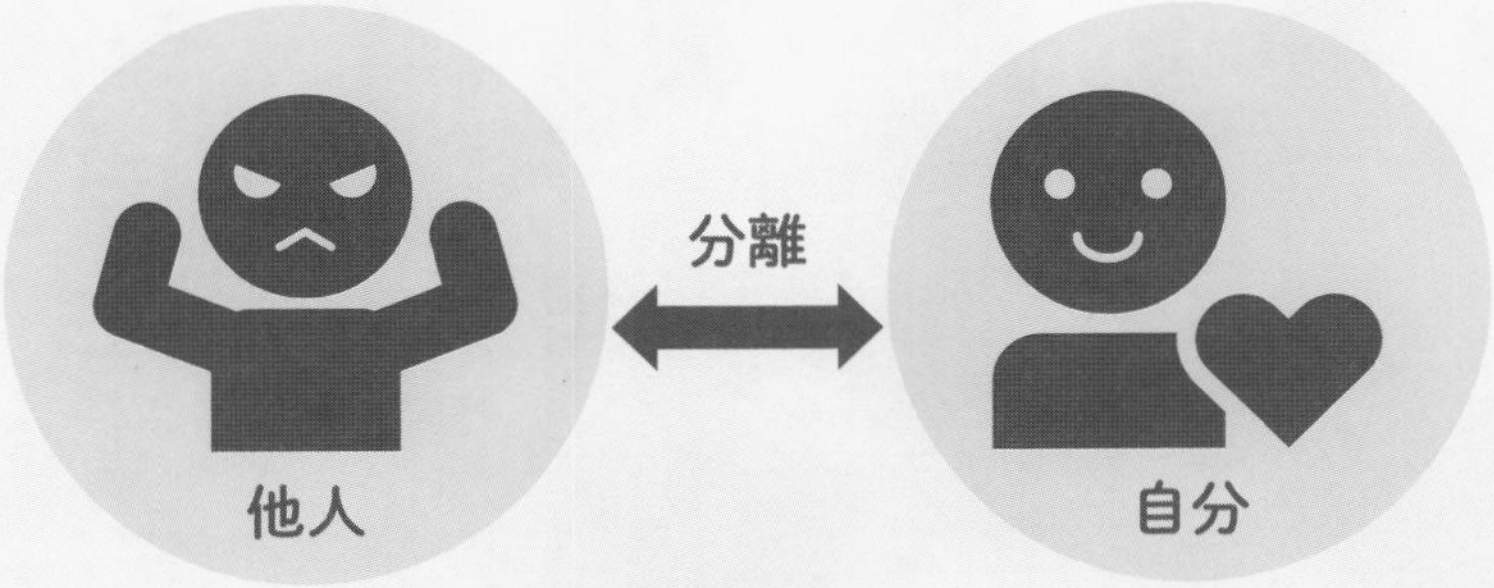

変えるべきなのは「自分」

迷惑な性格の他人に出会ったら、変えるべきなのは相手ではなく自分。
不快な状態を抜けるために自分の気持ちの整理や自己変革にエネルギーを向けよう。

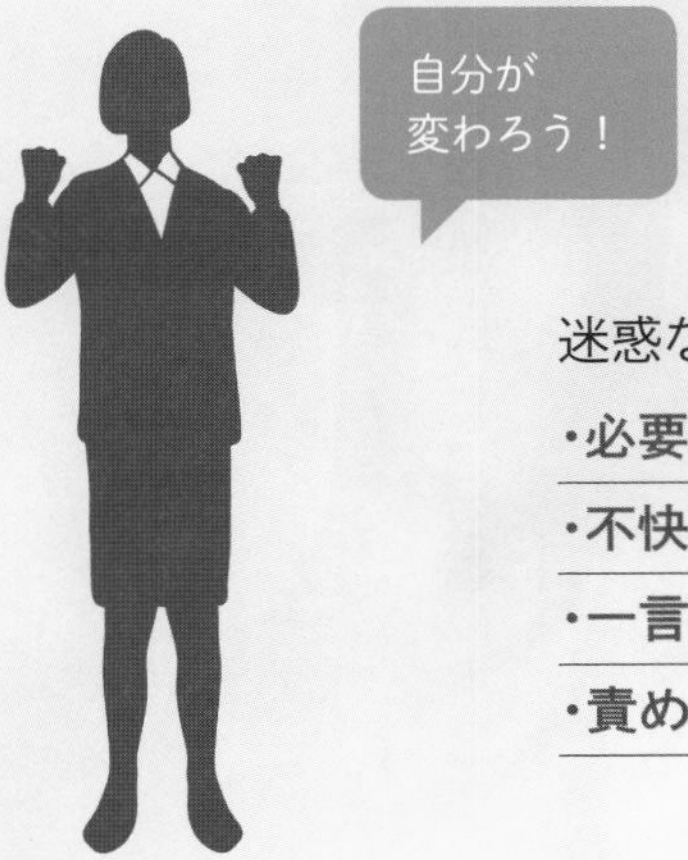

迷惑な人に出会ったときの自己変革例

- 必要なとき以外は近づかない
- 不快なことをいわれても取り合わない
- 一言だけ反論する
- 責められる隙を作らない

など

ネガティブをプラスに導く論理的思考法

不安や悩みの打開策を示してくれるＷＯＯＰ

　誰もが「常にポジティブでありたい」と考えています。しかし、人間は好調な時ばかりではありません。不安で落ち込めば、ネガティブな思考が頭の中を占領し、悪い想像をかきたてます。

　そんなときは、ネガティブな考えをプラスの方向に導いてくれる「ＷＯＯＰの法則」を試してみてはいかがですか。ＷＯＯＰとはWish（希望）、Outcome（結果として起こること）、Obstacle（希望を邪魔する要因）、Plan（障害が起こったときの対策）、４つの単語の頭文字から名づけられた、論理的思考法です。

　例えば「会社がいつまで続くか不安」と感じている、個人経営の社長さんがいるとします。この悩みをＷＯＯＰにあてはめてみると、希望（Wish）は「会社の存続」となり、それによってもたらされるもの（Outcome）は「社員の生活の安定」「さらなる会社の繁栄」などでしょうか。そして希望を邪魔する要因（Obstacle）としては「経営の悪化」などが挙げられます。そして障害に対する対策（Plan）は「経営が低調になったときの対応策」となるでしょう。例えば、新規顧客の開拓や、新規分野への投資などにあらかじめ着手しておけば、いざというときも冷静に次の手が打てます。

　仕事以外にもお金や健康といった生活のこと、将来のことなどもＷＯＯＰで打開策を見つけることができます。ぜひ活用してください。

ネガティブを受け入れる「WOOPの法則」

WOOPとは4つの単語の頭文字

- ・Wish ＝希望
- ・Outcom ＝結果として起こること
- ・Obstacle ＝希望を邪魔する要因
- ・Plan ＝障害が起こったときの対策

↓

< 例 >「資格試験に合格できないかも」と考えている人の場合

- ・Wish：資格試験に合格したい
- ・Outcome：資格試験に合格し転職できる
- ・Obstacle：資格試験に不合格
- ・Plan：計画的に勉強に取り組む、毎日2時間勉強する

→　対策をとることで「不合格かも」という不安はやわらぐ

＝

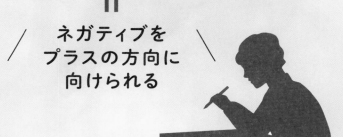

ネガティブを
プラスの方向に
向けられる

人生をゲームに見立てて無敵メンタルを作る

ステージをクリアするように課題に取り組む

思い描いた夢や目標に踏み出そうとするとき「やはり無理かな……」「進むべきは本当にこの道？」などと、ネガティブな思いにかられることがあります。そんなときは、ゴールへと向かうプロセスをゲームに見立て、いつもと違う視点で検証してみてはいかがですか。

初めてのゲームをやるときに「うまくできるかな？」とか「ゲームをする意味って何？」など、後ろ向きに考える人はいません。ミッションをクリアすることを考えて、無心にプレイするはずです。また、途中でミスをしても「自分はダメな人間だ」と深刻に落ち込む人もいないでしょう。「なるほど、ここはこうするのか」と理解して、そのままゲームを続けると思います。

ここからわかるのは「やりたいことについて難しく考えず、できることから気楽に実行する」。そして「うまくいかないときは悲観せず、何度もやり直せばいい」ということです。このようにゲームと現実の世界を重ね合わせてみると「なんだ、そうか」と肩の力が抜け、ラクな気持ちで行動を起こせるのではないでしょうか。

気の遠くなるような高い目標でも、ゲームのステージをクリアするつもりで、目の前の課題に取り組めばいいのです。そうすれば細かい作業（ミッション）にも張り合いが生まれ、リラックスしつつも高い意識でステップアップしていけます。

大きな壁も「ゲーム」感覚で乗り越える

困難に直面したとき、「ゲームとして考える」ことが重要。失敗してもコンティニューしてやり直せばOK。大きな壁だと感じても、「今日はこれだけのダメージを与えよう」と小さなミッションを繰り返せば目標までたどり着けるはず。

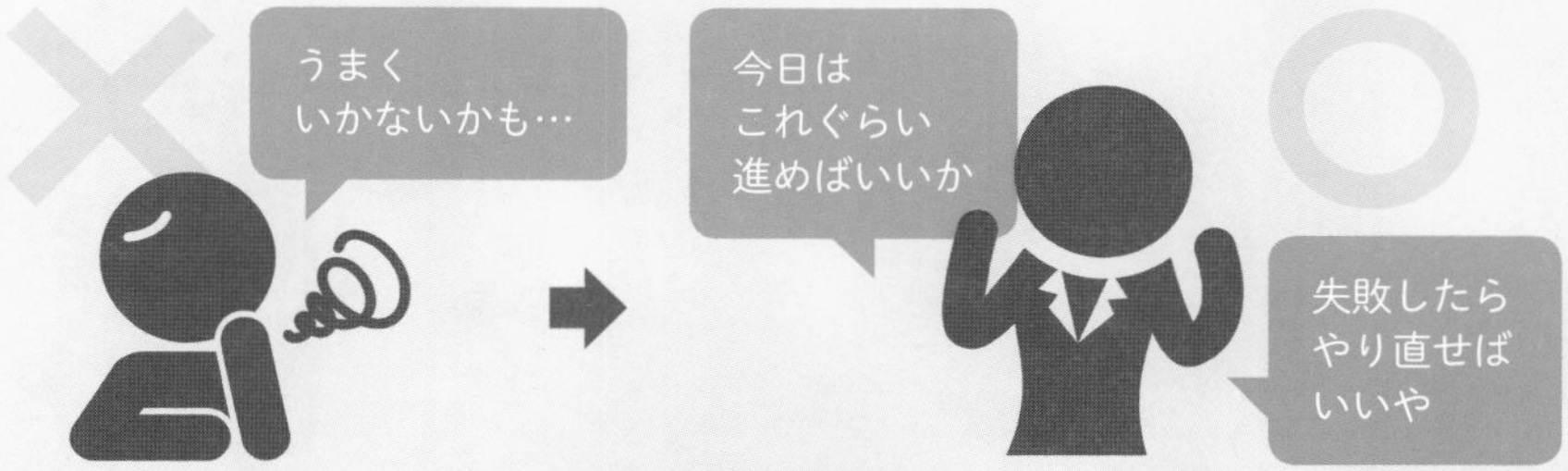
うまく
いかないかも…
今日は
これぐらい
進めばいいか
失敗したら
やり直せば
いいや

失敗をおそれて動き出せない状態。

失敗したら死ぬわけでも絶対取り返せないわけでもないので、ゲームのようにコンティニューしながら何度でも挑戦してみよう。

何にでも挑戦しステージを上げる

「やりたい」と思ったことは何でもやってみよう。ゲームでもステージ1をクリアしないとステージ2には進めないもの。ステージ1に進んで初めて、次のステージが見えてくるはず。

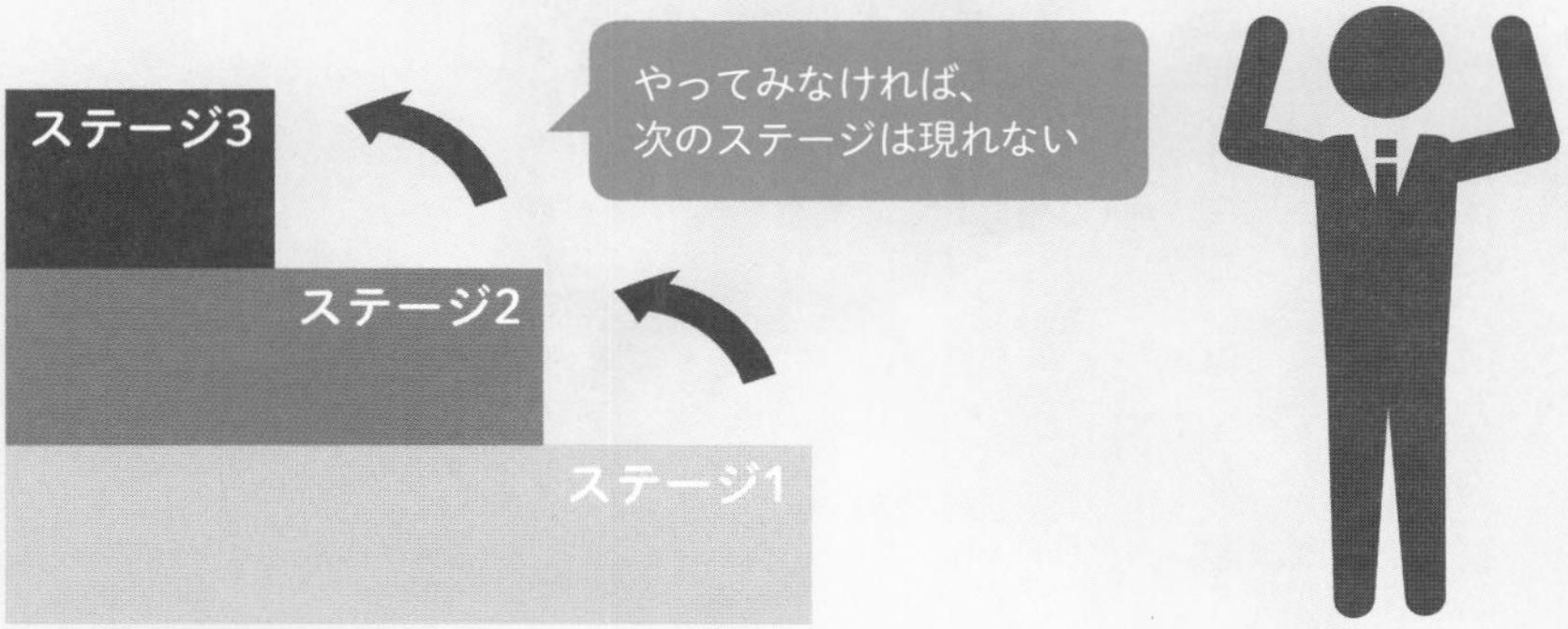

歯医者に通う感覚でカウンセリングを

「治療方針」や「医師との相性」で選ぶ

　メンタルクリニックというと、重度の精神病を患う方が行くところ、という誤解が多くあるようです。しかし、実際は軽度のうつ病や、心の不調を訴える方も受診されています。**心が不安定になったら「話だけでも聞いてもらおう」という気持ちで、気軽にクリニックを訪ねてください。**

　みなさんの中には、定期的に歯医者さんの検診を受けている方もいるでしょう。これには虫歯や歯周病などの予防と同時に、初期の段階で症状の悪化を食い止める目的もあります。心の病も同じです。症状が重くなる前のほうが治療の選択肢も多く、治療期間も短くなる場合があります。

　とはいっても、初めての方は「どんなクリニックを選べばいいのか」戸惑うかもしれません。そこでクリニックを選ぶ3つのポイントを紹介したいと思います。1つ目はカウンセリング重視、投薬治療が中心など、各病院で異なる「治療方針」を確かめ、自分の希望に合うクリニックを選ぶことです。2つ目は他の診療科より医師との関わりが深くなるため「お互いの相性」が重要になります。一度受診して「合わない」と感じたら、別の病院をあたって構いません。3つ目は口コミサイトについて。ネット上にはさまざまな意見がありますので、レビューや評価は参考程度にとどめましょう。なお、精神科と心療内科、両方を標榜している医療機関であれば、より安心です。

メンタルケアは「歯医者さん」感覚で

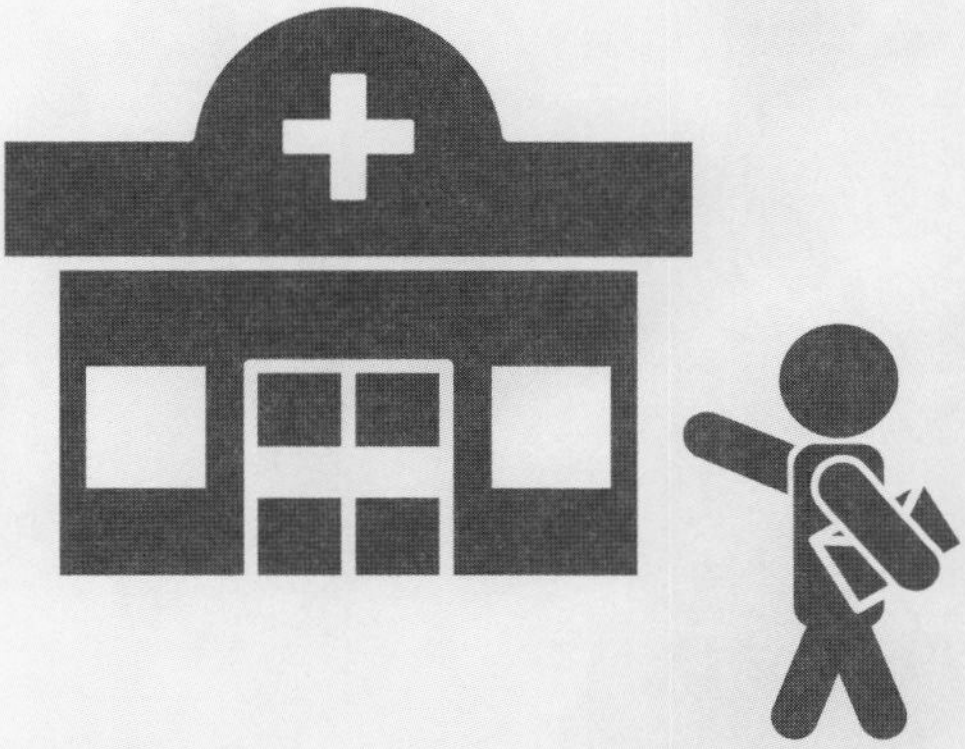

ひどい虫歯になってから治療を始めると完治までに時間も労力もかかるため、歯医者さんに定期的に通っている人は多いはず。メンタルクリニックも同様で、早期の受診がおすすめ。症状がひどくなる前のほうが治療の選択肢が多く、治療期間も短くなる可能性が。2019年に厚生労働省が発表した「平成29年患者調査」による「主な傷病の患者数」では、躁うつ病を含む気分障害の患者数は127万6千人。喘息が約111万人、骨折が約67万人と比べると、うつ病の患者が少数派ではないことが言える。

クリニック選びは3つのポイントを確認

① 治療方針

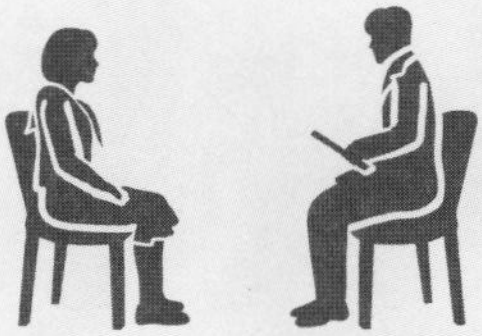

話を聞くことやカウンセリングを重視するクリニックや、投薬治療を中心とするクリニックなど方針はさまざまなので、自分の希望に合うか確認を。

② 医師との相性

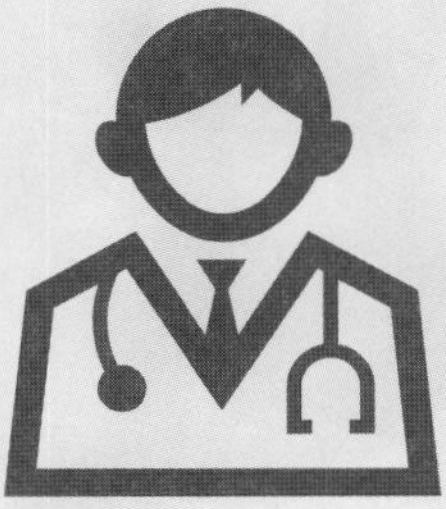

メンタルクリニックは医師との関わりが比較的多いため、一度受診して合わないと感じたら転院しても OK。

③ レビューは気にしない

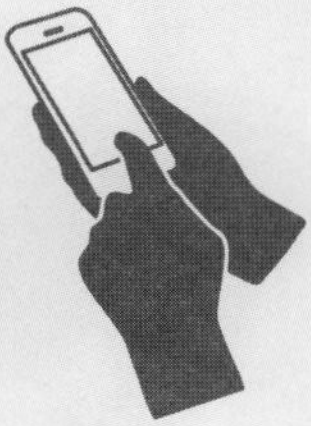

各種口コミサイトにおいて、メンタルクリニックは全体的に低評価が多いもの。レビューや評価はあまり気にせず参考程度にとどめる。

おわりに

この本をお読みいただいて「ストレスって悪いもんじゃなかったんだ！」ということをご理解いただけたと思います。

ストレスは体に悪いものであるという考えが世間一般に浸透しすぎるあまり、「ノンストレス＝幸福」といった図式が、いまだに根強く残っています。読者のみなさまの中にもこの本を読むまでは、そう感じていた方が多かったのではないでしょうか。

近年、多くの研究や調査の結果から「ストレスが体に悪いというのは誤解」「ストレスはいいもの、と考える人は人生を謳歌し、しかも長生き」といったことが知られるようになりました。

世界１２１か国で１０００万人以上を対象とした調査でも「毎日ストレスがある人ほど寿命が長く、幸福度も高い」ことがわかっています。

つまり、ストレスを抱えながらも、それを前向きに捉えている人こそが最も幸福なのです。それは人によって生きがいであったり、何らかの目標や夢であったりします。あなたが普段感じているストレスも、もしかするとあなたを突き動かす原動力や情熱の源になっているかもしれません。

私が願って止まないのはみなさまが「ストレス＝悪者」という先入観を捨て、良き人生のカンフル剤として有効活用していただくことです。

もちろんストレスを感じているときに、そこに「実害」があれば回避する必要があります。しかし実害のないストレスであれば、それを心のエネルギーとして役立てていくことが大切です。

ストレスは排除するのではなく、うまく利用するほうが賢い選択。味方につけることこそが、最高のストレス対処法なのです。

もし、それでも心が悲鳴をあげるようなことがあれば、そのときは私たち精神科医があなたを全力で支えます。

精神科医
ゆうき ゆう

監修

精神科医・ゆうメンタルクリニック総院長　**ゆうき ゆう**

ゆうメンタルクリニック・ゆうスキンクリニックグループ総院長。東京大学医学部医学科を卒業。医師業のかたわらマンガ原作者としても活躍。主なマンガ原作に『マンガで分かる心療内科』シリーズ（少年画報社）などがある。

Twitter：@sinrinet　ゆうメンタルクリニック：https://yuik.net/　ゆうスキンクリニック：https://yubt.net/

【参考書籍】

『マンガで分かる心療内科 ストレスコントロール編』（原作 ゆうきゆう、作画 ソウ・少年画報社）
『ちょっとやそっとじゃ「凹まない」技術』（著者 ゆうきゆう・三笠書房）
『マンガ 敏感すぎて、「毎日がしんどい」を解決する5つのメンタル術』（漫画原案 ゆうきゆう、作画 涼原ミハル・主婦と生活社）
『ストレスは身体に悪い」と考えるのが間違い! ～心療内科医が明かす仕事で病む人病まない人～』（著者 ゆうきゆう・インプレス）
『「いいね! 」の魔力 認められたい心理のヒミツ』（著者 ゆうきゆう・海竜社）
『やられっぱなしで終わらせない! ことばのゲリラ反撃術』（著者 ゆうきゆう・すばる舎）
『もうひと押しができない! やさしすぎる人のための心理術:「言いたいこと」が上手に伝わる』（著者 ゆうきゆう・三笠書房）
『逃げ出す勇気 自分で自分を傷つけてしまう前に』（著者 ゆうきゆう・KADOKAWA）
『ちょっとだけ・こっそり・素早く「言い返す」技術』（著者 ゆうきゆう・三笠書房）

BOOK STAFF

編集　今井綾子、矢ヶ部鈴香（オフィスアビ）
編集協力　佐々木彩夏、高埜なごみ、児玉光彦
装丁・デザイン　成富英俊、中多由香、益子航平、宮島薫（I'll products）
カバーイラスト　大下哲郎
校正　玄冬書林

眠《ねむ》れなくなるほど面白《おもしろ》い

図《ず》解《かい》 ストレスの話《はなし》

2021年 6 月10日　第 1 刷発行
2024年11月 1 日　第11刷発行

監　修　ゆうき ゆう
発行者　竹村 響
印刷・製本所　株式会社 光邦
発行所　株式会社日本文芸社
〒100-0003
東京都千代田区一ツ橋1-1-1 パレスサイドビル8F

乱丁・落丁などの不良品、内容に関するお問い合わせは、
小社ウェブサイトお問い合わせフォームまでお願いいたします。
https://www.nihonbungeisha.co.jp/

Printed in Japan　112210527-112241024Ⓝ11（300049）
ISBN 978-4-537-21893-0

編集担当：藤澤